Die Autorinnen

Franziska Schmid schreibt als Bloggerin und freie Journalistin über vegane Mode, Kosmetik, Gastronomie und Ernährung – dabei entdeckte sie vor einigen Jahren die positive Wirkung von Rohkost und grünen Smoothies auf ihre eigene Gesundheit. Seit sechs Jahren lebt und ernährt sie sich vegan – damals eine spontane, aber seitdem nie bereute Entscheidung. Sie lebt und isst in Berlin und schreibt auf ihrem Blog Veggie Love: www.veggie-love.de

Stephanie Katharina Mehring ist Detox-Expertin und arbeitet als Gesundheitsberaterin für bioelektrische Lebensenergie sowie Produkt- und Projekt-Entwicklerin bei der Firma Grüne Smoothies. Mit ihrer langjährigen Erfahrung rund um Ernährung, Rohkost sowie Entgiftung und einer ganzheitlichen Betrachtungsweise begleitet sie Menschen auf dem Weg in ein bewussteres Leben. Ihre gesamte Arbeit ist durch Yoga und Qi-Gong geprägt. Sie lebt in Berlin und betreibt dort ihr Projekt Raw Love Berlin: www.rawloveberlin.com

Franziska Schmid
Stephanie Katharina Mehring

7 Tage grün

Grüne Smoothies und Rohkost

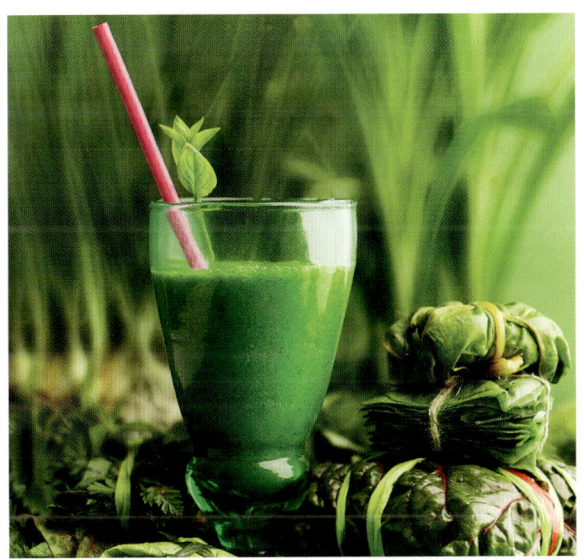

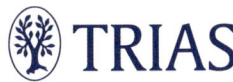

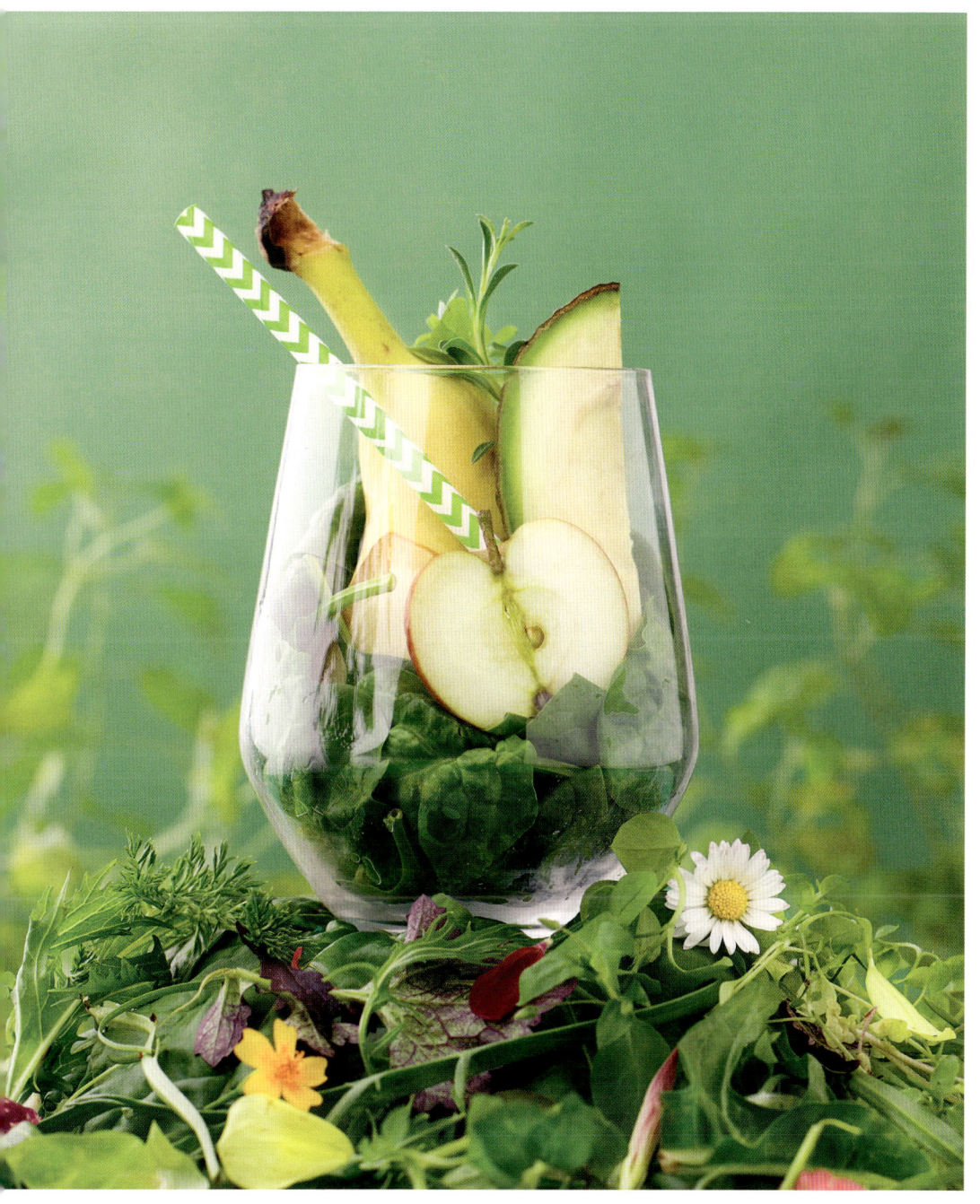

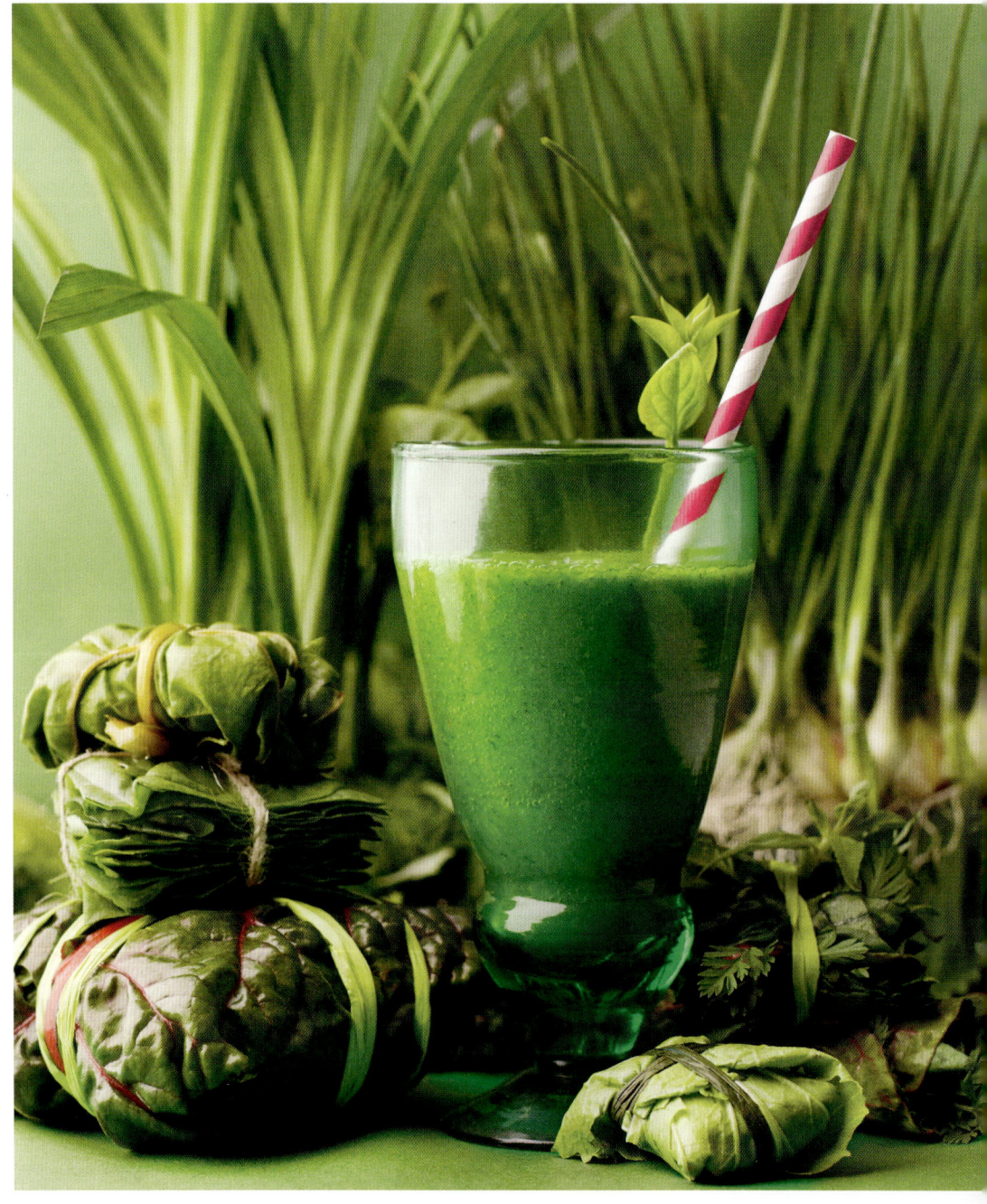

Liebe Leserinnen und Leser

Grüne Smoothies sind in aller Munde: Hollywood-Stars tragen statt Kaffee im Pappbecher inzwischen lieber die quietschgrünen Getränke mit sich herum und auch bei uns liest und hört man immer wieder, wie gut grüne Smoothies sind. Da ist natürlich schnell die Neugier geweckt: Was hat es mit diesem »Trend-Getränk« auf sich und warum sind grüne Smoothies eigentlich so gesund? Diese Fragen beantworten wir in diesem Buch, denn hier geht es um eine ganze Woche voller Grün: Detox mit grünen Smoothies und Rohkost (darunter versteht man Nahrung, die nicht über 42 °C erhitzt wird und somit noch alle Vitalstoffe enthält). Das bedeutet: Die nächsten sieben Tage gibt es Blattgrün satt. Und außerdem ist die Woche komplett frei von tierischen Lebensmitteln – also vegan. Das hilft Ihnen bei der Entgiftung, ist gut für Ihre Gesundheit und Ihr Wohlbefinden. Denn wer von uns kennt sie nicht: Phasen, in denen wir uns schlapp, ausgelaugt und ohne Energie fühlen? Dafür – oder besser: dagegen – sind grüne Smoothies genau das Richtige. Und was für die Gesundheit und das Aussehen von Hollywood-Stars gut genug ist, kann schließlich auch uns nicht schaden, oder?

Falls Sie bei den Stichworten Detox, Rohkost und vegane Ernährung im Moment noch an viel Aufwand und wenig Spaß denken, können wir Sie übrigens beruhigen: Die Zubereitung von grünen Smoothies geht blitzschnell und die grünen Kraftpakete schmecken dazu auch noch köstlich. »7 Tage grün« ist keine Hungerkur – ganz im Gegenteil: Sie trinken und essen die ganze Woche Lebensmittel voller Nährstoffe, die Sie mit Mineralien und Vitaminen versorgen und gleichzeitig satt und glücklich machen. Das werden Sie ganz schnell spüren und man wird es Ihnen auch ansehen!

Wir haben dieses Buch für alle geschrieben, die sich eine Auszeit nehmen und einen Neustart gönnen wollen. Wir geben Ihnen Tipps für einen sanften Start in Ihre grüne Woche und begleiten Sie sieben Tage lang bei Ihrem grünen Abenteuer. Doch wer sind eigentlich die beiden, die Sie durch Ihre Woche begleiten? Es wird Zeit für eine kurze Vorstellung.

Stephanie Katharina Mehring. Ich bin Detox-Expertin, Produkt- und Projekt-Entwicklerin bei der Firma Grüne Smoothies und ausgebildete Beraterin für bioelektrische Lebensenergie. Außerdem praktiziere ich leidenschaftlich gerne Yoga und Qi Gong, biete Wildkräuterführungen, Reflexzonenmassage und Atemtraining an. In dieses Buch konnte ich mein ganzes Wissen rund um Ernährung, Entgiftung und Rohkost einfließen lassen. Bei meiner täglichen Arbeit begleite ich Menschen auf ihrem Weg zu einem glücklicheren und bewussteren Leben und helfe ihnen, durch eine ganzheitliche Betrachtungsweise die Verbindung von Körper und Geist wieder herzustellen, im Einklang mit der Natur.

Franziska Schmid. Ich schreibe als Bloggerin und freie Journalistin über veganen Lifestyle. Das hat einen pragmatischen Hintergrund: Als ich Veganerin wurde, wollte ich nicht auf schöne Mode, duftige Kosmetik und Besuche in coolen Restaurants und Cafés verzichten und fing deshalb an, meine Entdeckungen auf meinem Blog »Veggie Love« (www.veggie-love.de) zu teilen – ganz nach dem Motto: Veganismus ist gut und sieht gut aus. Ich liebe schöne Dinge, aber ebenso liebe ich gutes Essen, frisches Obst und Gemüse vom Wochenmarkt und den grünen Smoothie am Morgen. In meiner Familie drehte sich schon immer alles um die Zubereitung von Essen, um neue Rezepte und gute Zutaten – so lernte ich schon früh, den Wert und die Wirkung von selbst zubereiteten Mahlzeiten zu schätzen.

Und zusammen? Was uns verbindet, ist unsere Leidenschaft und Begeisterung für eine gesunde Ernährung mit leckeren Gerichten. Nicht umsonst haben wir uns – wie sollte es anders sein – auf der Next Organic Berlin, einer Messe für biologische Lebensmittel, kennengelernt, wo wir bei einem Glas grünem Smoothie ins Gespräch kamen. Seitdem haben wir nicht aufgehört, uns über die grünen Power-Getränke und Rohkost-Gerichte auszutauschen: unsere Lieblingskombinationen und -rezepte, Superfoods, Küchengeräte, die besten Einkaufsmöglichkeiten für frische Zutaten und vieles mehr. Schon auf der Messe hatten wir viel zu besprechen und auch später gingen uns nie die Themen aus. Sie sehen: Grüne Smoothies können ein erster Aufhänger für ein Gespräch sein, aber auch zu intensivem Austausch führen.

Das Ergebnis unserer Gespräche, unserer Erfahrungen aus zahlreichen Fastenkuren und rund um vegane und rohköstliche Ernährung halten Sie nun in den Händen. Wir wünschen Ihnen viel Spaß und Freude beim Lesen und eine große Portion Abenteuerlust, sich mit uns in »7 Tage grün« zu stürzen.

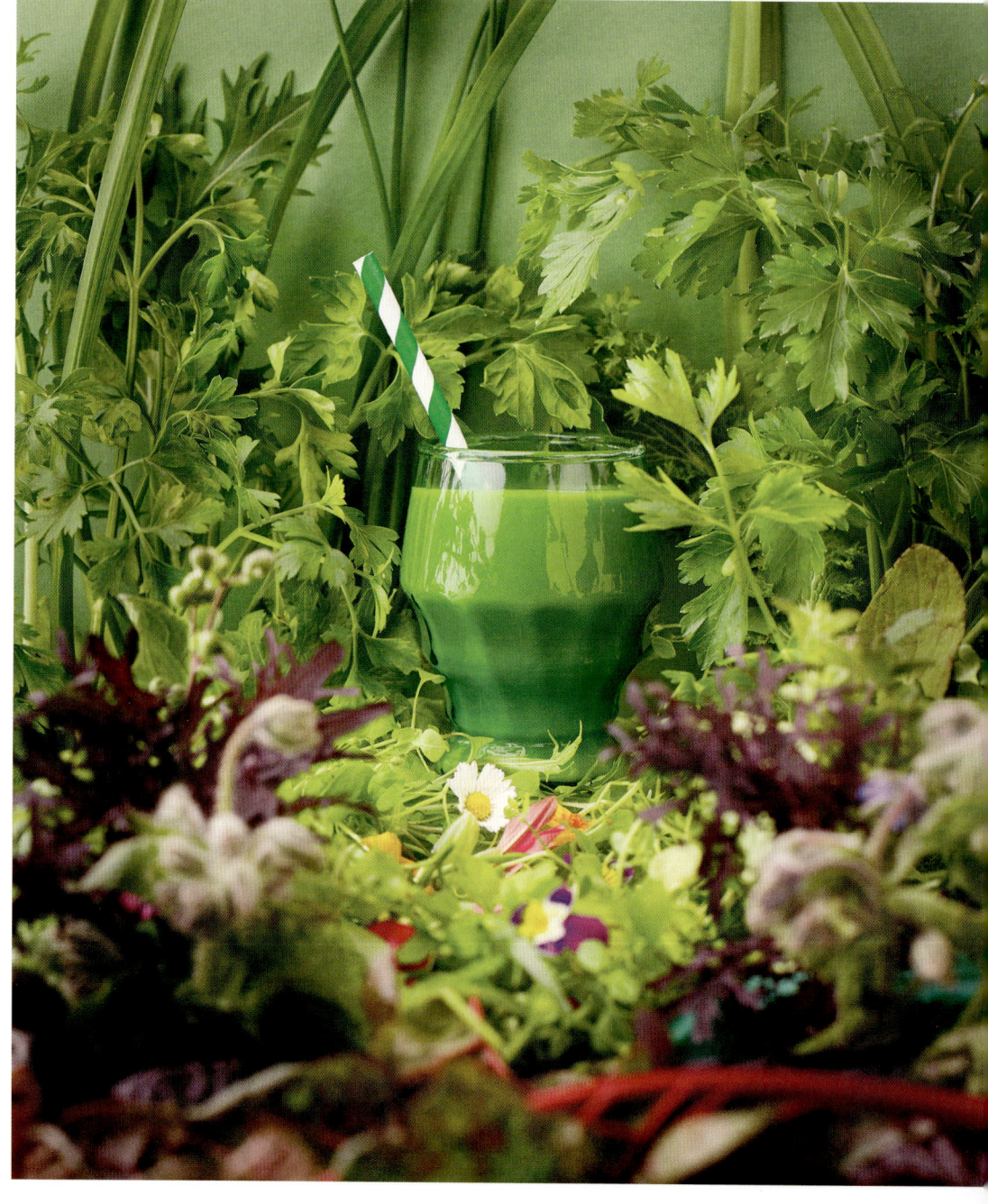

Willkommen in Ihrer grünen Woche!

Was sind Smoothies, was darf rein, was muss draußen bleiben – und wie mixe ich richtig? Alle nötigen Basics gibt's auf den folgenden Seiten!

Ihr Startschuss ins Grüne

Vor Ihnen liegen sieben Tage mit unwiderstehlich leckeren Rohkost-Gerichten – frische und lebendige Lebensmittel, die Sie mit Energie und Nährstoffen versorgen.

Im Mittelpunkt stehen grüne Smoothies: diese bestehen aus Blattgrün und reifen Früchten, die in einem Mixer zusammen mit Wasser fein püriert werden. Durch diese Zubereitungsweise können alle Nährstoffe vom Körper optimal aufgenommen und verarbeitet werden. Während der nächsten sieben Tage gibt es Smoothies morgens in der gewohnten Form als Drink und abends als Suppe. Denken Sie jetzt aber bitte nicht an Ihre geliebte heiße Kürbissuppe. Denn unsere Suppen haben, außer ihrer Konsistenz, nichts mit normalen Suppen gemeinsam – sie sind vielmehr eher würzige grüne Smoothies für den Abend. Sie sind nicht nur roh, vegan und lebendig, sondern in ihrer Zusammenstellung auch exotisch, extravagant und außergewöhnlich. Freuen Sie sich auf die neuen kulinarischen Erlebnisse, die Sie erwarten. Abgerundet wird Ihr Tag durch einen leckeren, knackigen Salat zum Mittagessen.

Doch warum eignen sich gerade die grünen Smoothies für ein Detox-Programm? Grüne Smoothies sind perfekt zum Entgiften, da sie zwei Dinge gleichzeitig leisten: die Ausleitung von Giftstoffen aus dem Körper und die Zufuhr aller wichtigen Aufbaustoffe in hochkonzentrierter Form. Das macht sie zu einem einmaligen und wirkungsvollen Nahrungsmittel. Grüne Blätter, wie sie für die Herstellung eines solchen Smoothies verwendet werden, enthalten mehr wertvolle Nährstoffe als jede andere Nahrungsmittelgruppe (auch mehr als Gemüse) und sind damit – auch außerhalb Ihres Detox – eine ideale Mahlzeit und Ergänzung zur gewohnten Ernährung. Mangelerscheinungen treten damit gar nicht erst auf.

Zudem sind grüne Smoothies reich an Proteinen, die unser Körper leicht verdauen kann, und essenziellen Aminosäuren, die zum Aufbau neuer Zellen im Organismus benötigt werden, aber nicht vom Körper selbst hergestellt werden können. Auf nüchternen Magen getrunken, idealerweise morgens, kann der grüne Smoothie sein wertvolles Potenzial optimal entfalten – alle gesundheitsfördernden Eigenschaften des Blattgrüns werden so auf sehr einfache und gleichzeitig köstliche Art verfügbar gemacht.

Die gute Nachricht: Um diese tollen Resultate zu erzielen, müssen Sie, anders als bei manchen Fastenkuren, nicht extra Urlaub nehmen. Der Reinigungsprozess mit grünen Smoothies ist problemlos im Alltag durchführbar. Dennoch sollten Sie sich in den sieben Tagen mehr Zeit für sich und Ihr Wohlbefinden als üblich nehmen, damit der Detox seine positive Wirkung voll entfalten kann.

Was bedeutet Detox überhaupt?

Detox ist modern und angesagt. Der Begriff begegnet uns in Zeitschriften, Spas und inzwischen sogar auf Tee-Schachteln. Aber was ist damit eigentlich gemeint? Ganz einfach: Detox steht schlicht für die Entgiftung und Reinigung des Körpers durch Fasten oder eine reduzierte Nahrungszufuhr – und ist somit eine altbewährte, einfache und wirksame Form der Fastenkur. Dies gehört zu den ältesten aller Bemühungen um Verjüngung und innere Reinigung – die Wurzeln des Fastens sind fast so alt wie die Menschheit selbst. Schon Hippokrates beschrieb 400 v. Chr. die heilsame Wirkung dieser Tradition. Bis heute unterscheidet man zwischen religiösem beziehungsweise kultischem Fasten, wie Christen, Buddhisten oder Moslems es

tun, und Heilfasten. Heilfasten dient der Gesunderhaltung des Körpers und wird weltweit zur Heilung und Reinigung von Schlacken und Stoffwechselrückständen sowie zur Ausleitung von Giftstoffen eingesetzt. Neben diesem rein körperlichen Aspekt führt das Fasten auch zu dem Erleben einer inneren Reinigung und ist damit eine gute Gelegenheit für einen Neubeginn und eine Umstellung der Ernährungsweise.

»7 Tage grün« ist eine zeitlich begrenzte Auszeit und kein therapeutisches Fasten, wie es unter ärztlicher Aufsicht durchgeführt werden sollte. Kein kostspieliger Klinikaufenthalt, keine Besuche beim Arzt: Sie können ganz beruhigt zu Hause mit grünen Smoothies detoxen. In diesem Buch finden Sie alle Informationen, die Sie dazu benötigen.

Doch was genau passiert während Ihrer Detox-Woche? Auf Seite 46 finden Sie alles rund um Ihren grünen Tagesablauf, doch hier bereits die Kernpunkte: Während der grünen Woche streichen wir verarbeitete und industriell hergestellte Nahrungsmittel sowie gekochte Gerichte von unserem Speiseplan. Unsere Rezepte enthalten außerdem keine tierischen Zutaten wie Milchprodukte, Eier, Fisch oder Fleisch (und sind damit vegan) sowie keinen Zucker und keine Kohlenhydrate. Das mag auf den ersten Blick etwas »spaßbefreit« auf Sie wirken, hat aber einen guten Grund: Auf diese Weise belasten wir unseren Körper möglichst wenig und führen ihm nur Lebensmittel zu, die er auch optimal verarbeiten kann. Vielleicht ahnen Sie jetzt schon: Um das zu erreichen, kann man auch noch an ein paar anderen Schrauben drehen. Daher sollten Genussmittel wie Zigaretten und Kaffee während Ihrer grünen Woche gemieden und – falls möglich – keine Medikamente eingenommen werden. Verzicht fällt vielen Menschen schwer und kann anfänglich beängstigend wirken – das geht uns genauso wie vielleicht Ihnen. Sie werden aber schnell merken, dass dieser vermeintliche Verzicht gar nicht so schwer fällt, wie Sie vielleicht vermuten. Zudem gönnen Sie sich ja nur eine Pause zur Entgiftung und Regeneration – die Zeit wird wie im Flug vergehen. Und was sind schon sieben Tage von 365?

Da wir selbst auch Freunde des Genusses sind, zeigen wir Ihnen nun die Vorteile von sieben grünen Tagen auf: In dieser Zeit nehmen Sie Lebensmittel in ihrer reinsten und unbehandelten Form zu sich, genau so wie sie uns die Natur zur Verfügung stellt: Obst, Blattgrün, Gemüse und Wasser. Das Chlorophyll des Blattgrüns ist prall gefüllt mit Vitalstoffen und versorgt Sie innerhalb kürzester Zeit mit Energie. »Du bist, was du isst« werden Sie in dieser Zeit deutlich zu spüren bekommen – freuen Sie sich drauf!

Und was habe ich nun davon?

Doch was bringt mir dieses ganze Detox eigentlich? Nun, vielleicht kommt Ihnen das ja bekannt vor: Oft verspüren wir die Sehnsucht nach einer Auszeit und einem Neustart – Stress, zu viele oder zu unregelmäßige Mahlzeiten, zu wenig Zeit zum Kochen und für sich selbst können Gründe dafür sein. Am liebsten wollen wir dann laut »Stopp« rufen und von unserem Alltag pausieren. Und genau dafür ist dieses Buch gedacht: einfache Rezepte und kleiner Aufwand mit großer (und vor allem nachhaltiger) Wirkung.

»7 Tage grün« ist gleichzeitig Neustart, Impuls für Veränderungen von Lebens- und Ernährungsgewohnheiten sowie Erholung für Geist und Körper. Viele nutzen solche Auszeiten, um unerwünschte, alte und schädliche Gewohnheiten aufgeben und danach voller Energie neu durchzustarten. Aber die Auszeit lässt sich auch wunderbar dazu nutzen, zu sich selbst zu finden und das eigene Wohlbefinden wieder herzustellen. Im hektischen Alltag kommen wir selbst oft zu kurz und vergessen dabei die eigenen Bedürfnisse – Detox ist Urlaub für den Stoffwechsel und damit für den ganzen Körper. Mit »7 Tage grün« kann dieser Urlaub immer genau dann stattfinden, wenn Sie es für richtig halten und eine Auszeit benötigen.

Darüber hinaus hilft Detox beim Abnehmen, der Vorbeugung von Mangelerscheinungen, die auf lange Sicht zu den klassischen Krankheiten unserer Zeit führen können (Depression, Müdigkeit, Hautkrankheiten und Allergien), und bei der Ausleitung von Giftstoffen, die wir durch Nahrung, Umwelt und Produkte aufnehmen und die sich in unserem Fett- und Bindegewebe einlagern. Das Ergebnis: Mehr Energie, neue Leistungsfähigkeit, Leistungssteigerung sowie Kreativität und ein Boost für das Immunsystem.

WISSEN

Wunderwaffe grüne Smoothies

Ein gelegentliches Detox mit grünen Smoothies wirkt wahre Wunder. Machen Sie es zu Ihrer Geheimwaffe gegen

- Verstopfungen oder Blähungen
- ständiges »Kränkeln« und ein schwaches Immunsystem
- Verstimmungen und Hang zu Depressionen
- Müdigkeit und Abgeschlagenheit
- Erschöpfung und Kraftlosigkeit
- innere Unruhe
- Motivationslosigkeit
- unreine Haut und andere Hauterkrankungen

Kurzum: mit »7 Tage grün« leiten Sie Giftstoffe aus und führen Ihrem Körper gleichzeitig Aufbaustoffe zu. Das ist ein guter und erster Schritt, denn was man über die Jahre aufgenommen hat, braucht auch Zeit, bis es wieder draußen ist. Eine regelmäßige Wiederholung des Detox hilft Ihnen dabei und wird Sie jedes Mal aufs Neue mit Energie versorgen. Das Tolle: unsere Rezepte sind wirklich für jeden gut umsetzbar – von der berufstätigen Mutter bis hin zum kochfaulen Single bekommt sie jeder im Handumdrehen und ohne großen Aufwand hin. Grüne Smoothies, und alle anderen im Buch aufgeführten Rezepte, sind schnell zubereitet, können morgens zum Mitnehmen ins Büro vorbereitet werden und schmecken der ganzen Familie. Einfach perfekt!

Mein »Weg ins Grüne«

Franziska Schmid

Oft werde ich gefragt, wie eigentlich meine große Begeisterung für die Ernährung geweckt wurde. Nachdem ich mich als Au-pair in den USA ein Jahr lang vorwiegend von Produkten aus Weißmehl ernährt hatte, lernte ich zurück in Deutschland die vielen gesundheitlichen Vorteile des Fastens kennen und schätzen. So habe ich über die Jahre immer wieder kurze oder längere Auszeiten vom Ernährungsalltag genommen und verschiedene Formen des Fastens ausprobiert – von F.X. Mayr bis Saftfasten und Fastenwandern im Allgäu. All diese Auszeiten führten bei mir immer wieder zu einem Neustart des Systems und zum Aufgeben von schlechten Ernährungsgewohnheiten, die sich im bisweilen hektischen Alltag gerne nach und nach einschleichen.

Vor einigen Jahren beschloss ich dann spontan, mich für vier Wochen ausschließlich von veganer Rohkost zu ernähren. Zuvor lebte ich zwar schon länger vegan, hatte aber eine große Vorliebe für Veggie-Burger und Sojasahnetorte entwickelt. Ich war noch nie ein großer Fan von Diäten, sondern schon immer eine Liebhaberin von gutem Essen, frischen Zutaten und Einkaufen auf dem Wochenmarkt. Ausgewogene und gesunde Ernährung – das mag ich! Mit Verzicht dagegen kann ich nichts anfangen. Nur kommt aber bisweilen der Alltag dazwischen, Sie kennen das ja sicher auch selbst zu gut: Arbeit, Familie, Stress – alles muss schnell gehen und das Essen wird dabei zur Nebensache. Die Folge: Eine ausgewogene Ernährung bleibt auf der Strecke und damit irgendwann auch das Wohlbefinden und die Gesundheit.

Ich wollte daher einen drastischen Schnitt machen und mir selbst und meinem Körper eine Pause gönnen – erinnerte ich mich doch in dieser Zeit sehnsüchtig an die positiven Auswirkungen, die frühere Fastenzeiten für meinen Geist und mein Wohlbefinden mit sich gebracht hatten. Ich wollte aber dieses Mal nicht fasten, sondern mithilfe meiner Ernährung etwas Gutes für mich tun. Von Rohkost und grünen Smoothies hatte ich schon viel gelesen, traute mich aber nie so recht heran – ein Satz war mir dabei besonders im Gedächtnis geblieben: »Die Zellen jubeln, wenn man sich von Rohkost ernährt.« Das machte mich neugierig und ich wollte wissen, was an dieser Aussage dran ist. So stürzte ich mich ins Abenteuer – komplett unvorbereitet.

Sie sehen also: Bei mir lief das ganz nach dem Motto »learning by doing«. Weiterempfehlen würde ich eine solche »Hau-ruck-Vorgehensweise« aber nur bedingt. Mit der Zeit habe ich immer mehr Menschen mit Ernährungsfachwissen rund um Rohkost getroffen und so meine anfänglichen Fehler erkannt (wie zum Beispiel: In grüne Smoothies gehört kein Gemüse, sondern nur Blattgrün) und mein Wissen erweitern können. Eines weiß ich inzwischen ganz sicher: Die Zellen tanzen tatsächlich, wenn man viel Rohkost zu sich nimmt, und ich habe noch nie so viele Komplimente für mein strahlendes Aussehen bekommen, wie in dieser Zeit. Schon allein das ist Motivation genug, jeden Morgen einen grünen Smoothie zuzubereiten. Sie können sich also schon jetzt gespannt auf Ihre Erfolge freuen! Das Detox mit grünen Smoothies bringt Ihnen:

- ein frisches und jüngeres Aussehen
- Energie und Kraftschübe
- gute Laune und Glücksgefühle
- Wohlbefinden und ein positives Körpergefühl
- ein stärkeres Immunsystem
- Unterstützung bei der Vorbeugung von Krankheiten wie Krebs oder Arthrose
- die Beseitigung von Mangelerscheinungen
- einen Boost an Vital- und Nährstoffen

Und damit Sie sich nicht unvorbereitet und ohne Begleitung ins grüne Aben-

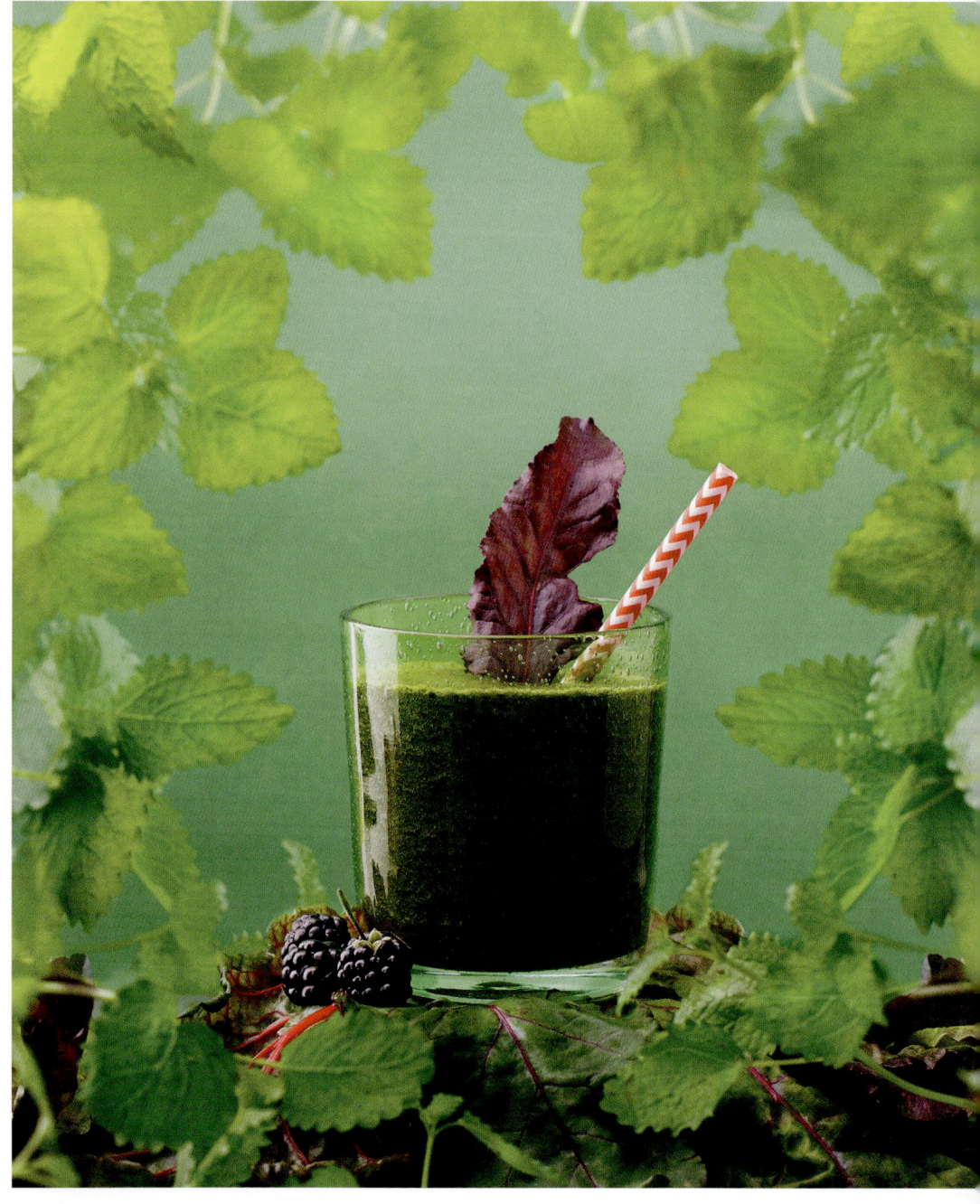

teuer stürzen müssen, bleiben Stephanie als Expertin und ich als langjährige Anwenderin die nächsten sieben Tage lang an Ihrer Seite. Sie werden aber schnell merken, dass Ihnen Ihr Körper selbst verrät, welche Zutaten morgens in den Smoothie sollen und welcher Salat bei Ihnen Appetit hervorruft. Denn auch das bringt ein Detox mit sich: Wir können wieder besser auf die eigene Intuition hören und nehmen unsere Bedürfnisse wieder besser wahr.

Die Grüne Woche aus Expertensicht

Stephanie Mehring

Seit Jahrtausenden ist die innere Reinigung von Schlacken, Stoffwechselrückständen und Giftstoffen ein bewährtes Heilverfahren. Doch gerade unsere modernen Lebensumstände machen das Thema Entgiftung so aktuell wie nie zuvor. Wir sind in unserem Alltag einer ungeheuren Menge an Giftstoffen ausgesetzt, die wir selbst nicht wahrnehmen können, jedoch permanent mit der Nahrung, über die Luft, mit dem Wasser, mit der Einnahme von Medikamenten und in Form von Kaffee, Alkohol und Zigaretten zu uns nehmen.

Vor allem Menschen, die in Städten leben, viel Zeit in geschlossenen Räumen verbringen und sich tendenziell wenig (an der frischen Luft) bewegen, sammeln unzählige Giftstoffe im Organismus an, die von Leber, Nieren, Darm, Lunge und Haut verarbeitet werden müssen. Die giftigen Stoffe wie Schwermetalle, Lösungsmittel, Nervengifte, die weltweit in Pestiziden, Insektiziden, Fungiziden, Herbiziden zum Einsatz kommen, Antibiotika aus der Tierhaltung, Acrylamid, Umweltgifte und Wohnraumgifte werden im Nervensystem beziehungsweise im Binde- und Fettgewebe abgelagert und können nur sehr langsam wieder abgebaut werden.

Dazu kommt, dass unsere Nahrung oft devitalisiert und vitalstoffarm ist und alle für den Menschen lebensnotwendigen Inhaltsstoffe verloren hat. Unser Leben in der Überflussgesellschaft ist also dadurch gekennzeichnet, dass wir zwar alles haben können, aber dennoch auf allen Ebenen unterversorgt sind. Für unseren Körper bedeutet dies:

19

Bei gleichzeitiger Überversorgung von Kalorien sind wir auf zellulärer Ebene unterversorgt.

Die Folgen dieser Lebensweise, die dadurch entstehende Mangel- und Fehlernährung, sind dramatisch. Und – unglücklicherweise – sind sie in der Regel unspezifisch, das heißt, sie können nicht auf eine bestimmte Ursache zurückgeführt werden, sondern sind das Ergebnis einer modernen Lebens- und Ernährungsweise mit vielfältigen, endogenen wie auch exogenen Einflussfaktoren, also Faktoren, die entweder im Körper selbst entstehen oder aber von außen kommen. Wer bringt schon chronische Müdigkeit, Abgeschlagenheit, Verwirrtheit, depressive Verstimmung, rheumatische Beschwerden, Infektanfälligkeit, unruhigen Schlaf, Kopfschmerzen und Hauterkrankungen mit Giftstoffen oder Nährstoffmangel in Verbindung? Leider kaum jemand. Denn oft fehlen die ganzheitliche Betrachtung der menschlichen Gesundheit und das Wissen um diese Zusammenhänge.

Nur mit einer wiederholten, gründlichen Reinigung und Entgiftung unseres Körpers können wir vollkommene Gesundheit, ein strahlendes Äußeres und Lebensfreude erlangen. Rohe, lebendige und unwiderstehlich leckere Nahrung hilft unserem Körper, mit schädlichen Einflüssen von außen und innen besser umzugehen.

Wenn wir ihm diese zur Verfügung stellen, vollbringt unser Körper wahre Wunder, denn er kann die kleinsten Bausteine so effektiv einsetzen, dass er den größtmöglichen Nutzen daraus zieht. Diese erstaunlichen Selbstheilungskräfte, über die unser Körper verfügt, können wir fördern, indem wir ihm lebensnotwendige Nährstoffe geben. Und unsere Seele können wir streicheln, indem wir diese Nährstoffe in so unglaublich leckerer Form zubereiten, dass sie einfach nur glücklich machen.

Mit einer Detox-Woche können Sie damit beginnen, Ihren Körper zu reinigen, indem Sie ihn behutsam entschlacken und entgiften. »7 Tage grün« zeigt Ihnen, wie Sie mit ganz wenig ganz viel erreichen können, und wie kleine Schritte zu großen Veränderungen führen können. In dieser Woche werden Sie Ihren Körper mit Rohkost sanft entgiften und reinigen. Sollten Sie keine Zeit für Urlaub haben: Diese Form des Detox ist leicht durchzuführen und daher auch problemlos in den Alltag zu integrieren. Falls Sie tatsächlich Urlaub nehmen können, ist das natürlich optimal – denn je mehr Zeit Sie für sich haben, desto besser.

Mit einer Vorkur bereiten Sie Ihren Körper schon gezielt auf die Rohkostwoche vor, um die rohe Kost – im wahrsten Sinne des Wortes – auf fruchtbaren Boden fallen zu lassen. Wie diese Vorkur aussieht, lesen Sie ab Seite 45).

Neben dem rein körperlichen Aspekt führt ein Detox auch zu dem Erleben einer inneren Reinigung und ist damit ein guter Anfang für einen Neubeginn. Diese innere Reinigung und die damit einhergehende Entgiftung hat weitreichende Folgen, die zugleich Gründe und mögliche Motivationen darstellen:

- Sie bildet den Auftakt zu einer Änderung des Lebens- und Ernährungsstils.
- Sie gibt einen ersten Anstoß zur Gewichtsabnahme.
- Sie zeigt, wie viel Wahres an unserem bekannten Ausspruch »Schönheit kommt von innen« ist.
- Sie ist das wohl beste Anti-Aging-Programm.
- Sie ermöglicht Ihnen das Erlebnis des freiwilligen Nahrungsverzichts ohne Hunger.
- Sie regt Kreativität und geistige Leistungen an.
- Sie stößt einen körperlichen wie auch geistigen »Neustart« an.

Pflanzenbasierte Rohkost ist also nicht nur die leckerste und gesündeste Ernährung, die wir kennen, sie ist auch eine entscheidende präventive Gesundheitsmaßnahme. Diese Prävention ist gerade heute von enormer Wichtigkeit. Denn man funktioniert im Alltag zwar irgendwie, dieser Zustand ist aber auf Dauer alles andere als befriedigend. Das tückische an unserem Lebensstil: Unser klinisches Krankheitsbild ist unauffällig und ein Check beim Arzt ergibt eigentlich immer die Diagnose »Alles in Ordnung«.

Gleichzeitig gibt es aber eine Reihe subklinischer, also unterschwelliger und nicht offensichtlich erkennbarer Parameter, die, wenn man genauer hinschaut, sehr oft auftreten. Die Gesamtheit dieser subklinischen Parameter hat Dr. Heinrich Kremer, Begründer der Cellsymbiosistherapie®, unter dem Begriff einer pathologischen Stoffwechsellage der Mitochondrien, also der Energiekraftwerke unserer Zellen, zusammengefasst.

Diese Stoffwechsellage erlaubt es den Menschen zwar, ihr Leben zu leben – sie können arbeiten, weitgehend ihren Berufs- und Freizeitaktivitäten nachgehen, sie leiden an nichts Auffälligem. Aber es geht ihnen dennoch nicht gut. Ihr Leben ist oft stressig, sie fühlen sich ausgelaugt, kämpfen permanent gegen Erschöpfung, sind sehr anfällig für Krankheiten und über die Maßen oft von Infektionen betroffen. Darüber hinaus bekommen sie ein zunehmendes Problem mit Abhängigkeiten von Stimulanzien, die dabei helfen, das Nervensystem zu regulieren: der Kaffee am Morgen, die Schokolade im »Nachmittagsloch« (wer kennt sie nicht, die Schoko-Schublade im Büroschränkchen …), Schlaftabletten oder Alkohol am Abend. Diese Angewohnheiten werden immer normaler, obwohl sie genau das Gegenteil von dem bewirken, was für uns gut, unserer Gesundheit zuträglich und nicht höchst schädlich ist. Das Fazit lautet: Die Lebensqualität und der Energiehaushalt des modernen Menschen sind nicht harmonisch und in Balance. Erschöpfungszustände, Burn-out und Depression sind quasi vorprogrammiert.

So dramatisch sich all das liest, die Lösung ist einfach: All diese Dinge können verbessert werden, indem wir uns von hochwertigen und lebendigen pflanzlichen Lebensmitteln ernähren. »Lebendige Pflanzen?«, fragen Sie sich nun? In diesem Zusammenhang bedeutet »lebendig«: Die Lebensmittel verfügen über eine besonders hohe energetische Komponente. Professor Fritz-Albert Popp, ein bekannter deutscher Biophysiker, hat diese energetische Qualität von Lebensmitteln unter dem Begriff »Biophotonen« zusammengefasst. Schon vor 30 Jahren hat Prof. Popp an der Universität Marburg den experimentellen Beweis dafür geliefert, dass Lichtquanten, die physikalisch kleinsten Elemente von Licht, alle biochemischen Prozesse der Zellen koordinieren und die Kommunikation zwischen ihnen steuern. Diese Lichtquanten hat Popp als Biophotonen bezeichnet. Biophotonen (griech. phōs: »Licht«; βίος: »Leben«) sind demnach alle Lichtteilchen in biologischen Systemen.

Biophotonen werden von Elektronen, den Trägern elektrischer Ladung in unserem Körper, ständig aufgenommen und wieder abgegeben. Im Rahmen dieser ständigen Aufnahme und Abgabe wird Leben und damit die Stoffwechselvorgänge organisiert. Prof. Popp hat herausgefunden, dass Nahrung ein Träger von Lebensenergie ist. Diese Lebensenergie in der Nahrung wirkt entweder stark, harmonisch und vitalisierend oder schwach, chaotisch und devitalisierend. Rohe, wilde, aber auch biologisch angebaute Nahrung, in erster Linie pflanzlicher Herkunft, zählt zur ersten Gruppe und wirkt sich günstig auf unsere Gesundheit aus. Gekochte, konventionell angebaute und industriell verarbeitete Nahrung hingegen zur zweiten Gruppe, die devitalisierend auf uns wirkt.

Das bedeutet, dass grüne pflanzliche Lebensmittel über eine ausgesprochen hohe Biophotonenstrahlung verfügen und diese energetische Qualität wirkt sich äußerst positiv auf unsere Mitochondrien und unser Nervensystem aus. Doch genug von unserem kleinen Physik-Exkurs, nun kommen wir so langsam zur Praxis …

Grüne Smoothies: ein Lebenselixier

Grüne Smoothies schmecken köstlich, machen glücklich und sind ein wahres Lebenselixier. Die grünen Getränke vereinen wie kein anderes Lebensmittel alle Aspekte einer gesunden Nahrung.

Mit ihrer Hilfe werden Giftstoffe in unserem Körper gebunden und ausgeleitet, darüber hinaus stecken sie voller wichtiger Aufbaustoffe und das in hochkonzentrierter Form. Sie sind vollgepackt mit allem, was wir zum Leben benötigen: Vitamine, Mineralien, Spurenelemente, Aminosäuren, essenzielle Fettsäuren, sekundäre Pflanzenstoffe und Antioxidanzien. Diese Vitalstoffe regeln den Sauerstofftransport im Körper, halten unseren Kreislauf in Schwung und den Stoffwechsel in Betrieb. Sie stärken unser Immunsystem, kräftigen die Nerven, aktivieren das Gehirn, machen fit, schlank und gute Laune. Zudem sind grüne Smoothies reich an Ballaststoffen, womit sie sich von Saft unterscheiden – in Säften fehlen die Ballaststoffe nämlich weitestgehend.

Aber was packen wir eigentlich in unseren Smoothie rein? Grundsätzlich besteht ein grüner Smoothie aus 50 Prozent frischem Blattgrün, 50 Prozent reifem Obst sowie Wasser. Das ist die Glücksformel und gleichzeitig das Reinheitsgebot, an das Sie sich unbedingt halten sollten, wenn Sie aus den sieben Tagen den größtmöglichen gesundheitlichen Nutzen ziehen möchten.

Blattgrün umfasst buchstäblich alle essbaren Kultur- und Wildpflanzen. Sie weisen eine überdurchschnittlich hohe Vitalstoffdichte auf. Im Vergleich zu Gemüse enthält Blattgrün ein Vielfaches an Vitalstoffen und das ist auch der Grund, warum die Entdeckerin der grünen Smoothies, Victoria Boutenko, grüne Blätter als eigene Nahrungsmittelkategorie definiert sehen möchte. Denn das Geheimnis von grünen Smoothies steckt genau in den Pflanzenzellen dieser grünen Blätter. Der zentrale Wirkstoff ist das Chlorophyll. Sicher erinnern Sie sich noch dunkel daran, im Bio-Unterricht die Fotosynthese besprochen zu haben ... Es ist ein wundersamer und lebensspendender Stoff, der Gifte bindet, Erreger unschädlich macht, immunstärkend wirkt, Körpergerüche beseitigt und die Wundheilung und Durchblutung fördert. Chlorophyll ist chemisch ähnlich wie unser roter Blutfarbstoff, das Hämoglobin, aufgebaut – mit dem einzigen Unterschied, dass Chlorophyll anstelle von Eisen Magnesium enthält.

Idealerweise werden grüne Smoothies mit einem Hochleistungsmixer zubereitet, für »7 Tage grün« ist dies aber nicht notwendig, sollten Sie kein solches Gerät zur Hand haben. Sie können ihre Küchenmaschine, einer Standmixer oder Pürierstab benutzen. Mit einem Hochleistungsmixer werden die Pflanzenfasern des Blattgrüns zuverlässig aufgebrochen und damit die Vitalstoffe für den Körper optimal verwertbar. Pflanzenzellen sind von Zellulose umgegeben, die wiederum einen erheblichen Teil der wertvollen Vitalstoffe umgibt. Die Zellulose ist schwer verdaulich und die Enzyme, die zu ihrer Aufspaltung notwendig sind, werden vom menschlichen Körper nicht in ausreichendem Maße gebildet. Je besser also die Zellen und Zellulose aufgespalten werden, desto besser können die darin enthaltenen Vitalstoffe von unserem Körper aufgenommen und verwertet werden.

Durch das Pürieren im Hochleistungsmixer erreichen wir aber noch einen anderen Effekt, der für eine Detox-Woche von großer Bedeutung ist: grüne Smoothies sind dadurch vorverdaut! Sie umgehen den Verdauungstrakt zwar nicht komplett (das wäre physiologisch unmöglich), aber sie belasten ihn nicht, denn die Bestandteile der grünen Smoothies bestehen nach gründlichem Mixen nur noch aus freien Aminosäuren, Zucker und Fettsäuren, die auf diese Weise leichter vom Körper aufgenommen werden können. Diese »Verschnaufpause« des Verdauungstraktes gibt unserem Körper Raum und Zeit, die er für seine innerliche Regeneration benötigt. So können auf zellulärer Ebene Reparatur-, Erholungs- und Aufbauprozesse stattfinden.

Der Verzicht auf Genussmittel wie Kaffee, Alkohol und Zigaretten ist für einen gesunden Körper und Geist unerlässlich. Verzichten wir aber auch auf verarbeitete, industriell hergestellte oder gekochte Nahrungsmittel sowie alle tierischen Produkte und ersetzen diese durch Nahrung in ihrer reinsten und unbehandelten Form, bringen wir unseren Körper in Höchstform. Unser Körper erneuert sich ständig und bringt pausenlos neue Zellen hervor. Ihre Nahrung ist dabei der Schlüssel zu einem glücklichen und gesunden Leben.

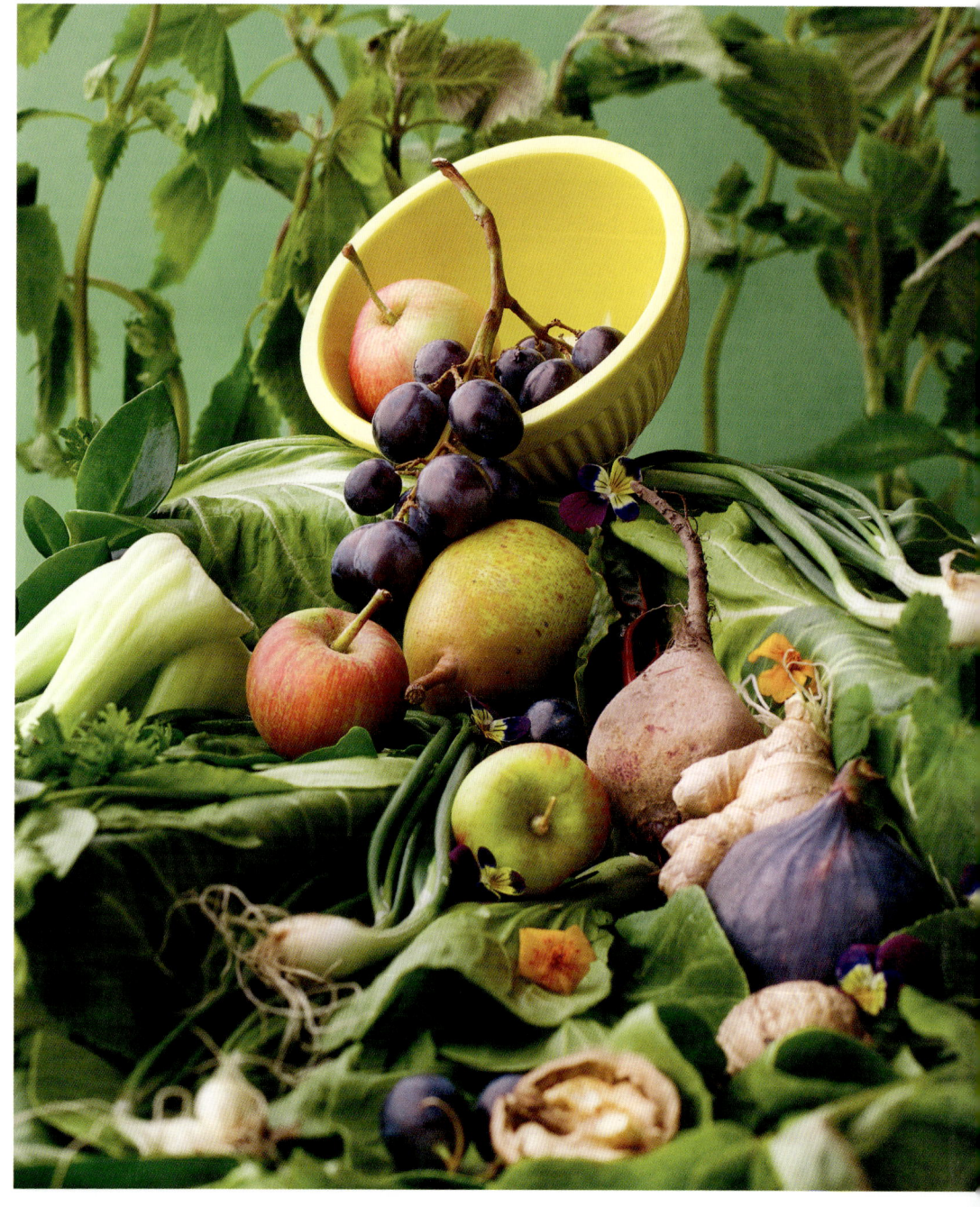

10 gute Gründe ...

Ihre grüne Detox-Woche wird Ihnen bald schon wie ein kleiner Urlaub für Körper und Geist vorkommen, eine willkommene Auszeit, in der eine ganze Reihe von spannenden Prozessen in Ihrem Körper ablaufen werden:

1. **Raus mit dem Gift:** Ihr Körper bekommt die Gelegenheit, Giftstoffe auszuleiten. Da der moderne Mensch vielen schädlichen Umwelteinflüssen ausgesetzt ist, wird Ihr Körper jede zusätzliche Hilfe bei seiner Entgiftungsarbeit dankbar annehmen.

2. **Pause einlegen:** Unser Immun- und Nervensystem bekommt die Gelegenheit, sich zu erholen. Das ist entscheidend, um neue Energie für den Alltag zu tanken. Mit dieser Woche setzen Sie einen ersten Impuls für eine Erholung Ihres gesamten energetischen Systems und sorgen für eine Regeneration von Körper und Geist.

3. **Volltanken, bitte:** Durch grüne Smoothies und andere vegane Rohkost nehmen wir gezielt alle wichtigen Nähr- und Vitalstoffe zu uns.

Wir geben unserem Körper die Gelegenheit, zu entgiften und sorgen gleichzeitig für eine Stärkung von innen.

4. **Energie satt:** Nur lebendige, also rohe, nicht erhitzte und verarbeitete Lebensmittel, verfügen über das, was uns als modernem Menschen zunehmend fehlt: elektrisch (messbare) Energie in Form von Biophotonen. Das heißt natürlich nicht, dass Sie sich in Zukunft nur noch so ernähren sollen. Vielmehr bedeutet es: Übernehmen Sie einzelne Elemente der Detox-Woche in Ihren Alltag. Der grüne Smoothie ist ein ideales Frühstück und enthält alle Vorteile der Detox-Woche in einem einzigen Glas.

5. **Die grüne Verjüngungskur:** Wer nicht nur »Anti-Aging«, sondern »Happy-Aging« möchte, sollte an der Basis beginnen. Denn Schönheit kommt von innen und beginnt – biologisch gesehen – auf Zellebene. Die Zellen nähren und sättigen wir in dieser Woche mit allem, was sie brauchen und befreien sie von allem, was sie nicht brauchen.

6. **Purzelnde Kilos:** Ein möglicherweise willkommener Nebeneffekt ist die Gewichtsabnahme beziehungsweise Gewichtsregulation. In den sieben Tagen nehmen Sie deutlich weniger Kalorien zu sich, als Sie es wahrscheinlich üblicherweise gewohnt sind. Resümieren Sie nach der Woche, was Ihnen gut getan hat und was Sie davon beibehalten möchten.

7. **Ernährungs-Neustart:** Nur ein fehlernährter Körper hat Lust auf Zucker und andere denaturierte sowie stark verarbeitete Speisen. Die Woche kann der Start in neues Leben sein: Vitalität, Gesundheit und Wohlbefinden statt Heißhunger und Gelüsten nach Zucker.

8. **Die pure Lebensfreude:** Sie werden staunen, welche Kräfte in Ihnen schlummern, wenn Sie Ihrem Körper die Chance geben, sich im Rahmen dieser Woche von »unnötiger Arbeit« und Ballast zu befreien. Gehen Sie nach der Detox-Woche in sich und überlegen, wie Sie diese neu gewonnene Freiheit in den Alltag einbauen können.

9. **Prävention ist die halbe Miete:** Wenn Sie im Alter nicht krank werden möchten, sollten Sie vorbeugen und Verantwortung für Ihre eigene Gesundheit übernehmen. Die Detox-Woche gibt Ihnen nicht nur reichlich Inspiration in Form von Rezepten und Informationen, sondern verändert nachhaltig Ihre Körpererfahrung. Gesund zu leben erhöht nicht nur die Lebensqualität, es macht auch zufrieden und schenkt Freude.

10. **Schön, dich kennenzulernen:** In dieser Woche werden Sie sich und Ihren Körper einmal ganz anders kennenlernen. Nehmen Sie wahr, wie Sie sich fühlen, und trauen Sie sich, Ihrem Körper und Ihrer Intuition zu vertrauen. Selbst wenn alte Gewohnheiten ungewollt zum Vorschein kommen oder sich der innere Schweinehund zu Wort meldet, ignorieren Sie diese einfach und halten sich an diese Liste mit zehn Gründen – die stimmt Sie garantiert wieder positiv. Sie wissen ja, dass Sie sich gerade etwas Gutes tun. Und, nebenbei bemerkt, es sind nur sieben von 365 Tagen eines ganzen Jahres. Genießen Sie diese sieben Tage mit allen Sinnen und freuen sich über jede neue Erfahrung. Ihr Körper ist ein Wunder und Ihr Potenzial unendlich groß!

Mein grüner Küchenschrank

Vielleicht sind Sie beim Lesen schon an der ein oder anderen Stelle in Gedanken Ihren Küchenschrank durchgegangen? Keine Sorge, Sie müssen vor Ihrer Detox-Woche nicht auf große Einkaufstour gehen. Der große Vorteil von grünen Smoothies und Rohkostgerichten ist, dass Sie nicht viele Küchengeräte oder eine ausgefallene Ausstattung dafür brauchen. Im besten Fall ist alles Notwendige hierfür bereits in Ihrer Küche vorhanden.

Für die kommenden sieben Tage müssen Sie keinesfalls in eine neue technische Ausstattung investieren, ein einfacher Stabmixer genügt für den Anfang. Wenn Sie aber auf den Geschmack kommen und auch zukünftig grüne Smoothies zubereiten wollen, empfehlen wir die Investition in einen Hochleistungsmixer. Ein gutes Gerät ist wichtig, weil es einen sehr großen Unterschied macht, in welcher Form wir das Essen zu uns nehmen und die Resorption der Vitalstoffe möglich ist. Es war noch nie einfacher, sich mit allen lebenswichtigen Vitalstoffen zu versorgen, und das auch noch so unwiderstehlich lecker.

Der VITAMIX ist bewährte Qualität aus Amerika, der seit Jahrzehnten mixfreu-dige Menschen begeistert. Der BIANCO kommt aus einer deutschen Schmiede. Er vereint nicht nur Funktionalität und Qualität, sondern ist auch noch schön anzusehen. Besondere Freude bereitet das Thermometer, das in den Stopfer eingebaut ist und immer die genaue Temperatur des Mixgutes anzeigt. Für Rohkost-Interessierte ist dieses Thermometer die Krönung an Komfort beim Mixen, und ein Detail, auf das man nicht verzichten möchte. Beide Mixer sind erhältlich unter www.gruenesmoothies.de

WISSEN

Was sind Hochleistungsmixer?

Diese Art von Mixer haben eine extrem hohe Leistung durch den bis zu 2 PS starken Motor. Dadurch können Lebensmittel ganz anders verarbeitet und zubereitet werden. Im Fall der grünen Smoothies und Rohkostrezepte bedeutet das, dass die Aufnahme der Vitalstoffe des Blattgrüns im Körper anders stattfindet.

Doch weshalb ist so ein Hochleistungsmixer überhaupt sinnvoll? Dies hat mit der Zellulose zu tun, die wir bereits vorher kurz angesprochen haben: Um auch wirklich alle wertvollen Nährstoffe aus dem Inneren der Zelle für den menschlichen Organismus verwertbar zu machen, müssen die Zellwände, die aus sehr widerstandsfähiger, harter Zellulose bestehen, aufgebrochen werden. Und das ist gar nicht so einfach. Selbst intensives Kauen hilft nicht wirklich weiter, um in den Genuss der vollen Wirkung des grünen Blattgemüses zu kommen. Auch Magensalzsäure kann die Zellulosefasern nicht zersetzen. Durch den Püriervorgang in einem Hochleistungsmixer werden die pflanzlichen Zellstrukturen aufgebrochen und so die Mikronährstoffe dem Körper schnell verfügbar gemacht.

Neben einem Mixer benötigen Sie für die Zubereitung der Rezepte ein Schneidebrettchen, ein scharfes Messer und einen Gemüseschäler. Kein Muss, aber nützlich, ist darüber hinaus eine Salatschleuder. Falls Sie Ihre grünen Smoothies morgens zubereiten möchten, können Sie diese zum Aufbewahren und Mitnehmen in möglichst dunkle Glasflaschen geben – leere Milchflaschen eignen sich beispielsweise sehr gut. Grüne Smoothies bleiben fünf bis acht Stunden frisch, da sie die Antioxidanzien, die im Blattgrün in konzentrierter Form sowie auch in Schalen und Kernen von Obst enthalten sind, vor der oxidativen Wirkung der freien Radikale des Sauerstoffs schützen. Falls Sie keine Glasgefäße transportieren möchten, können Sie auch zu BPA-freien Plastikflaschen, also Flaschen ohne Lösungsmittel, greifen.

Was steckt im Smoothie?

Ein grüner Smoothie ist ein sämig püriertes Getränk, das je zur Hälfte aus frischem Blattgrün und reifem Obst sowie einer kleinen Menge reinem und gefiltertem Wasser besteht. Diese Grundzutaten ergeben das »Reinheitsgebot« von grünen Smoothies. Wer das gesundheitliche Potenzial grüner Smoothies voll ausschöpfen möchte, sollte sich bei der Zubereitung unbedingt an dieses Reinheitsgebot halten. Hinzu kommt, dass die Verdaulichkeit und Verträglichkeit der Smoothies auf der Zusammenstellung dieser Zutaten basiert – durch diese Art der Zubereitung können Sie also den vollen Nutzen aus Ihren Smoothies ziehen.

Der grüne Smoothie ist nicht einfach nur Gesundheitsgetränk, sondern eine vollständige und in sich komplette (und darüber hinaus vegane) Mahlzeit. Das gilt aber nur, wenn mindestens 0,75 bis 1 Liter grüner Smoothie langsam konsumiert werden – genießen Sie ihn Schluck für Schluck und speicheln Sie ihn wie eine Mahlzeit gründlich ein. Er enthält alle lebenswichtigen Vitalstoffe wie Vitamine, Mineralien, Spurenelemente, sekundäre Pflanzenstoffe, Ballaststoffe, Enzyme und Aminosäuren. So macht er nicht nur satt, sondern nährt Sie auch auf ganz natürliche Art und Weise. Nach dem Genuss fallen Sie nicht in einen typisch verdauungsbedingten Tiefschlaf, sondern Sie sind und bleiben topfit – und diese Energie ist auch unmittelbar spürbar.

Für die Zusammenstellung aller grünen Smoothies gilt die bereits erwähnte Glücksformel:

- 50% reife Früchte: hierzu zählen alle reifen, frischen und süßen Früchte
- 50% grüne Blätter: alle Arten von Blattgrün
- Wasser: Das Wasser sollte natürliche Qualität haben. Stilles Mineralwasser, frisches Quellwasser oder gefiltertes (mit Aktivkohlefilter) Leitungswasser eignet sich hier besonders gut. Mehr dazu auf Seite 36.

Alle verwendeten Lebensmittel sollten völlig oder zumindest weitgehend frei von irgendwelchen Schadstoffen oder Belastungen jedweder Art sein – das ist gut für unsere eigene Gesundheit und die Umwelt. Wir empfehlen den Kauf von ungespritztem Obst und Gemüse in Bio-Qualität – hier können Sie nach gründlichem Waschen auch die Schale mitessen. Vielleicht haben Sie sogar einen Garten, in dem Obst und Gemüse ganz unbehandelt wachsen und gedeihen.

Reife Früchte

50 Prozent unseres Smoothies bestehen immer aus reifen Früchten. Hierfür eignen sich heimische Obstsorten wie Äpfel, Birnen und Beeren ebenso wie Exotisches wie Mango, Bananen und Zitrusfrüchte. Darüber hinaus können Sie auch Avocados, Gurken oder Tomaten verwenden, die botanisch betrachtet ebenfalls zu den Früchten zählen. Achten Sie beim Einkaufen darauf, Obst mit Kernen in den Einkaufskorb zu packen – alles andere hat durch Züchtung seine natürliche Lebenskraft verloren (kernlose Mandarinen beispielsweise). Kerne enthalten essenzielle Aminosäuren, die der Körper braucht und das Kerngehäuse verfügt über zusätzliche Ballaststoffe. Bei Früchten wie Äpfeln, Birnen,

Weintrauben, Melonen, Zitronen und Orangen werden die Kerne und Kerngehäuse daher nicht entfernt, sondern mit verwendet.

Trockenobst ist nur beschränkt empfehlenswert. Das liegt vor allem daran, dass Trockenfrüchte in aller Regel erhitzt werden, bevor sie in den Handel gelangen und damit nicht mehr zur Rohkost zählen. Eine Ausnahme hierbei ist Trockenobst in Rohkostqualität. Generell gilt: Trockenobst mag für den Einsteiger nützlich sein, da es zuverlässige Süße liefert, für den fortgeschrittenen Genießer stellt es jedoch nicht mehr als eine gelegentliche Extravaganz dar.

In manchen Rezepten finden Sie Kokosnüsse in der Zutatenliste. Kokosnüsse sind reich an Mineralstoffen und Spurenelementen und ähneln in ihrer Zusammensetzung dem menschlichen Blutplasma. Das Fett der Kokosnuss besteht zu 48 Prozent aus Laurinsäure, die auch in der menschlichen Muttermilch zu finden ist und einen guten Schutz vor Parasiten bildet. Zum Essen ist das Kokosmus dem Kokosöl vorzuziehen, weil es alle Bestandteile der Kokosnuss enthält. Verwenden Sie bitte immer nur Pagoden-Kokosnüsse. Pagodenkokosnüsse werden nicht erhitzt, sind von hervorragender Qualität und sensatio-

nell im Geschmack. Wenn Sie keine frischen Kokosnüsse bekommen können, ersetzen Sie eine Kokosnuss durch drei Esslöffel Kokosmus von Dr. Goerg und etwa 300 bis 400 ml Wasser. Das Wasser der Kokosnuss ist isotonisch und ein hervorragender Durstlöscher.

Früchte geben Ihrem Smoothie nicht nur Süße und einen leckeren Geschmack – mit Avocado und Banane lässt er sich auch sehr gut andicken. Übrigens: Das Obst sollte nicht geschält werden, bevor es im Smoothie landet. Eine Ausnahme können jedoch Zitrusfrüchte bilden, denn diese enthalten sehr viele Bitterstoffe, die zwar sehr gesund, aber auch äußerst bitter sind.

Blattgrün

Dazu gehören alle bekannten Salate in kräftigen grünen beziehungsweise rötlich-braunen Tönen. Das sind Batavia-, Römer-, Eichblatt-, Feld- oder Kopfsalate, Rucola (Rauke), Radicchio, Frisée, Chicorée, Mangold, Postelein, Endivien und Spinat. Diese Salate sind stark chlorophyllhaltig und damit sehr gut geeignet. Auf schwach chlorophyllhaltige und farblos wirkende Salate, wie zum Beispiel Eisbergsalat, kann man getrost verzichten.

Das Grün von Karotten, Roter Bete, Kohlrabi oder Sellerie sowie die Blätter von Radieschen, Zucchini oder Rüben können ebenfalls verwendet werden. Dieser über der Erde wachsende Teil der jeweiligen Pflanze ist wesentlich vitalstoffreicher als die Knolle, die in der Erde wächst. Es gilt also: her mit dem Hasenfutter und ab damit in den Smoothie.

Und: Auch wenn es bei den grünen Smoothies zwar in erster Linie um das Blattgrün geht, können Sie Stiele und Strünke ebenfalls mit verwenden.

Kräuter und Wildkräuter

Frische Gartenkräuter wie Petersilie, Schnittlauch, Koriander oder Minze sorgen ebenfalls für Geschmack und Abwechslung – diese sind aber weniger Hauptzutat als vielmehr idealer Träger besonderer Geschmacksnoten. Das gilt auch für Wildkräuter wie Löwenzahn, Giersch, Malve, Vogelmiere oder Brennnessel. Wildkräuter sind das Beste, was einem grünen Smoothie passieren kann: Sie wachsen wild und haben einen deutlich höheren Vitamin- und Mineralstoffgehalt als alle ge- und verzüchteten Kulturpflanzen unserer Zeit. Diesen Vitalstoffreichtum schmeckt und spürt man – auch genau deshalb sollten sie sparsam und gezielt eingesetzt werden, denn ihre Wirkungsweise ist extrem stark.

Wildkräuter gibt es auf Wochenmärkten und in ausgewählten Biosupermärkten. Und wenn Sie im Grünen wohnen oder einen kleinen Garten haben, dann auch direkt vor Ihrer Haustüre, wo sie Ihnen in Hülle und Fülle kostenlos zur Verfügung stehen. Wenn Sie nicht wissen, welche davon Sie essen können und wie diese überhaupt aussehen, kaufen Sie sich ein Buch über Wildkräuter und nehmen Sie unbedingt an einer geführten Wanderung teil. Sie werden erstaunt sein, wie viel Ihnen begegnen wird, das Sie schon von Ihrer Großmutter gehört haben. Und so kann ein kleiner Schritt einen großen Schritt zurück zur Natur bedeuten. Früher wusste man die Kraft der Wildkräuter und das heilende Potenzial für sich zu nutzen. Damals gab es keine Heilpraktiker, aber eine sehr natürliche und gesunde Verbindung mit der Natur. Die wunderbare Welt der Wildkräuter liefert uns fast das ganze Jahr über die gesündeste und nahrhafteste Zutat, die wir in den grünen Smoothie geben können. Wer einmal die Wildkräuter für sich entdeckt hat, entwickelt eine nicht enden wollende Faszination. Freuen Sie sich auf viele neue und bereichernde Erfahrungen!

Neben Kräutern dürfen auch junge Blätter von Bäumen wie der Linde oder auch Sträuchern wie der Brombeere in Ihrem Smoothie landen.

Kohl

Kohlsorten wie Grün- und Schwarzkohl oder Wirsing sind eine tolle Ergänzung für Ihren Smoothie. Kohlsorten sind besonders vitalstoffreich und daher sehr empfehlenswert. Vor allem im Winter stellen sie eine wichtige Zutat zur Zubereitung grüner Smoothies dar. Falls Ihnen Kohl als Zutat in einem Getränk seltsam vorkommt: Sie werden überrascht sein, wie lecker diese in Ihrem Smoothie schmecken werden.

Salzsole

Salzsole eignet sich hervorragend zum Salzen von Smoothies und Suppen und ist ganz leicht herzustellen. Dazu einen oder mehrere Brocken Himalaya- oder Steinsalz in ein großes, verschließbares Glas geben und mit gefiltertem oder stillem Mineralwasser auffüllen. Das Salz löst sich auf und es entsteht eine Sole. Am besten abends ansetzen und am nächsten Morgen das Ergebnis bestaunen.

Gut zu wissen: Sobald sich die Menge des gelösten Salzes der Sättigungsgrenze nähert, wird ein weiteres Auflösen unmöglich, denn die Lösung ist gesättigt. Sie können die verbleibenden Salzbrocken dann herausnehmen oder im Wasser lassen. Wenn Sie erneut Wasser nachgießen, wird sich das übrige Salz ebenfalls bis zum Sättigungspunkt wieder auflösen.

Salzsole eignet sich übrigens auch hervorragend zur Nasendusche, zum Inhalieren, zum Zähneputzen und als Mundwasser. Sie wirkt antikariös und hilft gegen Zahnfleischbluten, Zahnstein, Zahnfleischschwund sowie Mundgeruch und ist außerdem schleimlösend und entzündungshemmend.

Und sonst so?

Wer gerne experimentiert und Abwechslung mag, dem seien folgende Zutaten zusätzlich ans Herz gelegt. Sie dienen primär der Verfeinerung:

- Ingwer und frischer Kurkuma (wenn Sie mögen, kann die Schale dran bleiben – dann aber bitte unbedingt Bio-Ware kaufen)
- Stangensellerie
- Sprossen von Brokkoli, Kresse, Alfalfa oder Rettich

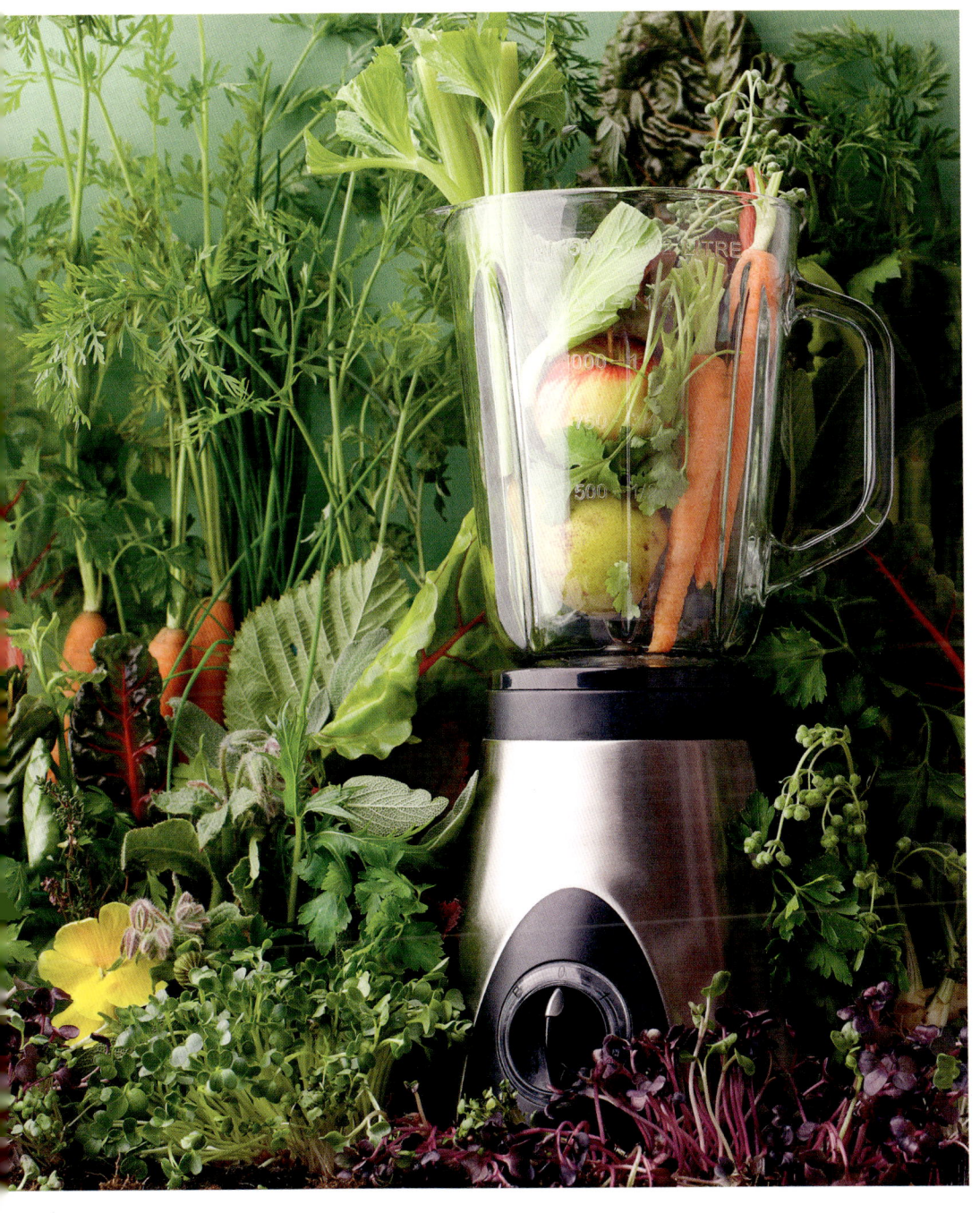

- Zitronen- oder Orangenzeste
- Zitronensaft
- ganze Zitrusfrüchte
- Gewürze wie Chili oder Kardamom
- Himalaya- oder Steinsalz und dessen Sole (siehe Seite 34)
- Superfoods: Moringa- und Algenpulver sowie Wildkräuter verleihen Ihren grünen Smoothies und Rohkost-Gerichten noch mehr Power – ihre Verwendung ist besonders beim Detox im Winter zu empfehlen.

Expertenthema Wasser

Wer sich mit Wasser beschäftigt, dem wird schnell klar, warum es eine besondere Rolle in der Ernährung spielt und dass wir diesem Aspekt zu wenig Aufmerksamkeit schenken. Denn Wasser ist die Lebensgrundlage unseres Planeten und zugleich der wichtigste Baustein aller lebenden Organismen. Es ist das Lebensmittel, ohne das wir nicht existieren können. In seinem natürlichen Zustand ist Wasser reich an Energie. Neben Spurenelementen und Mineralstoffen enthält es lebenswichtige Informationen und ist Träger aller körperlichen und geistigen Informationen. Man geht sogar davon aus, dass Wasser nicht nur verantwortlich für Gefühle, Denkvorgänge und Bewusstsein

ist, sondern selbst über ein Bewusstsein verfügt.

Wasser ist somit nicht nur Flüssigkeit, sondern lebendige Energie. Anhand dieser Informationen wird deutlich, dass Wasser ein sehr zu Unrecht vernachlässigtes Nahrungsmittel ist. So unbedeutend und irrelevant der Genuss von Wasser auf den ersten Blick für unsere Ernährung zu sein scheint, so essenziell und lebenswichtig ist seine Bedeutung für das Leben. Reines Wasser, natürlich in seinem molekularbiologischen Aufbau, fördert unsere Gesundheit. Unreines, verschmutztes Wasser hingegen, dessen komplex-geometrischer Aufbau zerstört ist, verfügt nicht mehr über eine heilende Wirkung und kann unserer Gesundheit sogar schaden. Leitungswasser eignet sich daher nicht zur Zubereitung grüner Smoothies. Die Schadstoffuntersuchungen sind mangelhaft und geben keine Auskunft über die Reinheit und den Zustand des Wassers. Ein Beispiel: Bei der Prüfung der Pestizidbelastung wird Wasser auf 18 Pestizide geprüft. 300 Pestizide finden aber regelmäßige Verwendung in unserer Landwirtschaft und gehen direkt in unser Grundwasser über.

Natürlich können Sie stilles Mineralwasser aus Glasflaschen (bestenfalls aus einer Quelle in Ihrer nächsten Umgebung, das hält die Lieferwege kurz und bietet Ihnen genau die Mineralien, die in Ihrer Umgebung für Balance sorgen) verwenden. Zusätzlich können Sie das Wasser energetisieren, indem Sie es in eine mit Kristallen gefüllte Karaffe geben. Warmes Wasser ist übrigens besser für die Verdauung. Stellen Sie Ihre Wasserkaraffe daher nicht in den Kühlschrank. Bewahren Sie das Wasser bei Zimmertemperatur auf und stellen Sie die Karaffe nicht direkt in die Sonne, denn das begünstigt die Algenbildung im Gefäß.

Ungeeignete Lebensmittel

Nachdem wir nun wissen, was alles in unseren Smoothie gehört, sagen wir noch ein paar Worte zu den Lebensmitteln, die lieber nicht im Smoothie landen sollten. Dazu gehören:

- Stärke, Milch- und Fertigprodukte, Alkaloide
- Wurzelgemüse und andere stärkehaltigen Produkte (Braunhirse, Kastanienmehl, gekeimtes Getreide). Diese verfügen nicht über eine ausreichende Nährstoffkonzentration und enthalten zudem Stärke, die für die Verdauung der grünen Smoothies nicht ideal ist.
- Fette aller Art (Nüsse, Öle und andere fetthaltige Nahrungsmittel) – auch sie

erschweren die Verdauung und sind daher besser für andere Gerichte geeignet. Eine Ausnahme sind die ohnehin leicht verdaulichen Avocados, die sehr gut in grüne Smoothies passen.
- Sprossen von Hülsenfrüchten (Linsen, Soja, Mungbohnen), da diese zu viele Alkaloide und andere »Anti-Nährstoffe«, wie zum Beispiel Enzymhemmer, enthalten, die der reibungslosen Aufnahme der Nährstoffe entgegenwirken.
- Buttermilch, Molke und andere Molkenerzeugnisse
- (denaturiertes) Kochsalz. Stattdessen: Himalaya-Salz oder alternativ als natürlicher Geschmacksverstärker Sellerie
- unreife Früchte
- Proteinpulver jeglicher Art

Alle Salat- und Suppenrezepte enthalten entweder frische Kokosnuss, Kokosöl beziehungsweise Kokosmus oder Olivenöl. Während der Entgiftungszeit ist es notwendig, die gebundenen Giftstoffe mithilfe von Fetten aus dem Körper auszuleiten. Dabei müssen Sie keine Angst vor zu vielen Kalorien haben – im Gegenteil: Ihr Körper benötigt eine gesunde Fettzufuhr. Rohe, gesättigte Fette machen nicht dick, sondern schön. Und fettlösliche Toxine können nur ausgeschieden werden, indem man ihnen die Möglichkeit gibt, sich an Fette zu binden.

Wo kaufe ich ein?

»Grünzeug« gibt es in guter Qualität und frisch auf Wochenmärkten, in Bio- und Supermärkten. Was uns freut: das Grün von Kohlrabi, Radieschen und Möhren gibt es oftmals kostenlos aus der »Hasenkiste« vom Markt oder Bioladen dazu, denn aus Unwissenheit verzichten die meisten Menschen freiwillig auf das Grün und ziehen die Gemüseknolle oder Wurzel dem Grün vor. Sie wissen es ab jetzt besser und haben schnell günstige Zutaten für Ihre grünen Smoothies zur Hand.

Wir empfehlen unbedingt den Kauf von Lebensmitteln in Bio-Qualität, da diese signifikant weniger Schadstoffbelastung aufweisen als konventionelle Produkte. Auch wenn Sie sonst nicht auf Bio-Qualität achten, nutzen Sie einfach Ihre Detox-Woche als Test, ob Sie einen Unterschied im Geschmack und Ihrem Wohlbefinden bemerken.

Neben dem Blattgrün haben Wildkräuter eine extrem hohe Vitalstoffdichte und sind damit die potenteste Zutat für grüne Smoothies. Theoretisch stehen diese überall – in der Natur und sogar in der Stadt – kostenlos zur Verfügung, man muss nur wissen, wo genau sie wachsen und die Essbaren von den Ungenießbaren unterscheiden können. Für »7 Tage grün« verwenden wir Wildkräuter, die Sie auf dem Markt und im Bioladen kaufen oder von der Wiese pflücken können. Falls Sie mehr über Wildkräuter wissen und lernen wollen, helfen spezielle Wildkräuterwanderungen und Fachliteratur weiter.

Das richtige Mixen

Es gibt beim Befüllen des Mixbehälters keine feste Vorgehensweise, wir empfehlen aus der Erfahrung aber diese: Zuerst kleinere Zutaten und die »Extras« (wie Ingwer oder Zitrusfrüchte) in den Mixer geben. Anschließend die Salzsole und Gewürze hinzufügen. Dann erst folgen das Obst und das Blattgrün. Alle Zutaten mit ein bis zwei Tassen gefiltertem Wasser im Mixer ein bis zwei Minuten pürieren, bis die gewünschte Konsistenz erreicht ist. Diese Vorgehensweise funktioniert besonders gut in Hochleistungs-mixern. Bei normalen Küchenmixern erst den Grünanteil hineingeben und warten, bis die Maschine diesen zerklei-nert hat, danach folgt der Rest und alles wird erneut gemeinsam gemixt.

Wenn Sie berufstätig sind oder aus praktischen Gründen Ihre grünen Smoothies morgens oder im Voraus zubereiten, beachten Sie bitte, dass die Lagerung des fertigen Smoothies licht-geschützt erfolgen sollte: entweder im Schrank oder Kühlschrank. Dabei bitte darauf achten, den grünen Smoothie rechtzeitig vor dem Genuss wieder aus dem Kühlschrank zu holen, weil ein zu kaltes Getränk den Magen unnötig an-strengen und zu Bauchschmerzen füh-ren kann.

Ihr Rohkost-FAQ

Hier finden Sie die Antworten auf alle Fragen, die uns häufig rund um Detox und grüne Smoothies gestellt werden – vom richtigen Zeitpunkt für eine Entgiftungswoche bis hin zu Maßnahmen gegen Heißhunger oder Entgiftungserscheinungen.

Wann kann das Detox durchgeführt werden?

Zu jeder Jahreszeit – in diesem Buch finden Sie deshalb Rezepte mit saisonalen Zutaten, damit Sie zu jeder Jahreszeit die passenden Gerichte zubereiten können. Auch im Winter, wenn man eigentlich nicht die größte Lust auf kalte Speisen oder Getränke hat: Draußen ist es schon kalt genug und das innere Feuer will angekurbelt werden. Greifen Sie dann zu wärmenden Zutaten wie Ingwer, Chili, Koriander, Muskat, Paprika, Anis, Kardamom, Zimt, Kurkuma und Pfeffer. Lassen Sie Ihren Smoothie ein paar Sekunden länger im Mixer laufen und spüren Sie, wie sich das Mixgut langsam erwärmt. Bei Bianco-Mixern hilft das im Stopfer integrierte Thermometer bei der Temperaturkontrolle. Bei anderen Mixern können Sie die Erwärmung mit den Händen erfühlen. Aber achten Sie darauf, dass der Inhalt nicht zu warm wird. Bereits ab 40 °C werden Vitamine und Enzyme zerstört und Proteine denaturiert. Bis 37 °C sind Sie im grünen Bereich. Das entspricht der Körpertemperatur und wärmt Sie angenehm von Innen.

Was ist der Unterschied zwischen Detox mit grünen Smoothies und Saftfasten?

Ein ganz simpler Unterschied ist: Bei grünen Smoothies fallen keine Trester-Rückstände (= Press-Rückstände) an. Dabei enthalten gerade diese Reste wertvolle Ballaststoffe und Antioxidanzien, die unserer Gesundheit so zuträglich sind. Mithilfe von grünen Smoothies – oder vielmehr der darin enthaltenen Nährstoffe – werden Giftstoffe im Körper gebunden und ausgeleitet, während gleichzeitig wichtige Aufbaustoffe zugeführt werden – ein klarer Vorteil gegenüber Säften. Darüber hinaus machen grüne Smoothies vergleichsweise satter, nähren Sie besser und versorgen Sie mit mehr Energie. Selbstverständlich spricht dennoch überhaupt nichts gegen Saftfasten und dem Genießen von frisch gepressten Säften aus Obst und Gemüse. Auch diese enthalten Vitamine und Mineralstoffe und entlasten ganz hervorragend das Verdauungssystem.

Was tun, wenn mir grüne Smoothies nicht schmecken? Woran liegt das?

Der moderne Mensch ist bittere Geschmacksnoten nicht mehr gewöhnt, denn aus den meisten Obst- und Gemüsesorten wurden die Bitterstoffe weggezüchtet. Dabei benötigen wir sie dringend: Bitterstoffe regulieren unser Verdauungssystem schon in dem Moment, in dem sie unsere Zunge berühren. Ihr Geschmack stimuliert Magen, Leber, Gallenblase und Bauchspeicheldrüse, die dann sofort mit der Produktion lebensnotwendiger Stoffe das Verdauungssystem unterstützen, indem sie Magensäfte, Gallenflüssigkeit und Insulin freisetzen. Diese Substanzen werden für die Aufnahme von Nährstoffen im Körper benötigt. Zusätzlich wird die Funktion der Leber angeregt, die für den Abbau und das Ausscheiden von Giftstoffen verantwortlich ist.

Je größer die Abneigung gegen Bitterstoffe ist, umso mehr benötigt sie der Körper. Und das Gute: Man kann seine Geschmacksinne trainieren und sich nach und nach wieder an bittere Nahrung gewöhnen. Wenn Sie mögen, können Sie Ihre Smoothies bis dahin ein wenig mit

Trockenobst in Rohkostqualität oder Stevia süßen. Auch die Zugabe von weiterem reifem Obst bringt zusätzliche Süße.

Wie gehe ich mit Rezepten um, wenn mir eine der Hauptzutaten fehlt?

Da sind wir völlig pragmatisch: Austauschen und ersetzen! Und zwar mit dem, was Sie zu Hause haben oder problemlos einkaufen können. Unsere Rezepte sind Inspirationsquellen: Es geht nicht darum, alles eins zu eins nachzumachen, sondern die Essenz des Rezepts zu transferieren. Grün wird also grundsätzlich durch Grün, Obst durch Obst ersetzt.

Die Geschmacksnoten des ursprünglich verwendeten Produktes sollten dabei mehr oder weniger erhalten bleiben: Ein bitterer Salat wird also idealerweise durch einen ebenfalls bitteren Salat ersetzt. Gleiches gilt für Obst. Selbstverständlich spricht überhaupt nichts dagegen, die Rezepte genauso zuzubereiten, wie wir sie aufgeschrieben haben – wir wollen Sie lediglich dazu ermuntern, Ihrer eigenen kulinarischen Laune zu folgen und experimentierfreudig zu sein.

Was kann ich tun, wenn der grüne Smoothie misslingt?

Wenn er nicht schmeckt, kann durchaus nachgebessert werden. Fehlt Süße – gerade am Anfang, wenn der Geschmack noch ungewohnt ist – können Sie mit reifem Obst (je reifer, desto süßer) oder Stevia nachhelfen. Auch getrocknete Früchte, wie beispielsweise Datteln der Sorte Medjool, bringen zusätzliche Süße in den Smoothie. Wer wiederum eine salzige Note vermisst, kann zu Himalayasalz oder einer Sole aus Steinsalz greifen. Auch Sellerie hat diese Wirkung. Was die Konsistenz angeht: Je weniger Wasser Sie verwenden, desto sämiger wird das Getränk. Auch Avocado oder Banane können dazu genutzt werden, Smoothies dickflüssiger und cremiger zu machen. Wenn der grüne Smoothie zu bröckelig erscheint, einfach die Mixzeit verlängern – abhängig vom Gerät beträgt diese ein bis zwei Minuten.

Was mache ich, wenn ich Hunger habe?

Angst vor Hunger, knurrendem Magen oder einem sich nicht einstellen wollenden Sättigungsgefühl müssen Sie nicht haben. Rohkost nährt den Körper mehr als gekochte oder verarbeitete Nahrung. Wenn Ihnen die drei Mahlzeiten täglich dennoch nicht reichen, können Sie jederzeit zwischendurch zu rohem Gemüse und Obst greifen. Auch Nüsse, Oliven und getrocknetes Obst (am besten in Rohkostqualität) und Rohkost-Cracker helfen bei anfänglichen Gelüsten. Nach einigen Tagen sollten diese Hungergefühle und Gelüste aber verschwunden sein.

Was kann ich tun, wenn ich Lust auf Kaffee habe?

Trinken Sie biologische Kräutertees, wann immer Sie die Lust auf Kaffee überkommt. Falls Sie Kaffee-Entzugserscheinungen wie Kopfschmerzen oder Müdigkeit verspüren – diese werden nach den ersten Tagen verschwinden. Wenn Sie es gar nicht ohne Kaffee aushalten können, trinken Sie eine Tasse und probieren, ob er Ihnen überhaupt noch schmeckt.

Was kann ich bei Heißhunger auf Süßigkeiten tun?

Ein Löffel Kokosmus befriedigt die Lust nach Süßem. Ähnlich sieht es mit Nussmus aus. Diese besondere Delikatesse können Sie schnell zubereiten, indem Sie Nüsse mit etwas Kokosöl, Vanille oder Zimt und ein wenig Salz im Mixer zu einem feinen Mus pürieren. Aber Vorsicht: Nussmus ist unwiderstehlich lecker. Bereiten Sie nur eine kleine Menge zu, am besten nur so viel, dass gerade die Schneidemesser des Mixers bedeckt sind. In Scheiben geschnittenes Obst können Sie mit dem Mus bestrichen zu einer nahrhaften Zwischenmahlzeit machen. Pürieren Sie die Masse mit ein wenig mehr Flüssigkeit – hier können Sie auch Wasser oder frisch gepressten Zitronen- oder Orangensaft verwenden – und im Handumdrehen haben Sie eine leckere Salatsoße gezaubert. Ebenso geeignet beim spontanen Süßhunger ist Trockenobst wie Medjool-Datteln oder getrocknete Mangos (in Rohkostqualität).

Welche Entgiftungserscheinungen können auftreten?

Die natürlichen Entgiftungskanäle sind die Lungen, die Hautporen, die Nieren und der Darm. Es kann sein, dass sie in dieser Zeit Mundgeruch entwickeln oder Ihr Schweiß ungewohnt riecht. Statt auf Kaugummis mit Süßstoffen zurückzugreifen, denn diese sind weitaus ungesünder als Sie glauben würden, trinken Sie lieber etwas Zitronensaft oder kauen Sie auf Anis, Fenchel, Minze oder Kardamom.

Was kann außer grünen Smoothies getrunken werden?

Hochwertige und biologische Kräutertees, gefiltertes Wasser, Mineralwasser und Kokoswasser – wenn Sie täglich bis zu zwei Liter davon trinken, helfen Sie ihrem Körper zusätzlich bei der Entgiftung.

Wie kann ich die Entgiftung zusätzlich unterstützen?

Verwöhnen Sie sich: körperliche Bewegung jeder Art und in Maßen hilft, dazu tägliche Sparziergänge, Sauna, Waden- und Leberwickel, Kneippen der Arme und Beine, entgiftende Körperübungen wie Yoga oder Qi-Gong, Dehnen, Strecken, Meditation, Massagen und viel Schlafen.

Daneben ist Öl ziehen ein einfaches aber sehr effektives ayurvedisches Entgiftungsverfahren. Es stärkt Zahnfleisch und Zähne, beugt Zahnfäulnis, schlechtem Atem, Mundtrockenheit und rissigen Lippen vor. Darüber hinaus wirkt es gegen Bakterien und hilft dem Körper, Toxine bereits über die Mundschleimhaut auszuscheiden. Diese entgiftende und antibakterielle Wirkung entlastet den Organismus in seinem Reinigungsprozess und hilft auf Dauer außerdem gegen Kopfschmerzen, Zahnschmerzen, Grippe, Magenprobleme, Schlaflosigkeit, Hautprobleme und PMS. Dazu auf nüchternen Magen – noch vor dem ersten Schluck Wasser und dem Zähneputzen – einen Teelöffel Kokosöl 10 bis 15 Minuten lang in der Mundhöhle hin und her spülen und durch die Zähne ziehen (nicht gurgeln). Ausspucken und danach gründlich die Zähne putzen.

Was tun, wenn ich während »7 Tage grün« eingeladen bin oder in einem Restaurant esse?

Versuchen Sie möglichst, sieben Tage lang ohne soziale Verpflichtungen zu verbringen. Sollte das aber nicht möglich sein, bringen Sie entweder Ihren Smoothie oder Ihr Essen selbst mit (am besten vorher mit den Gastgebern abklären) oder fragen bei den Gastgebern oder im Restaurant nach, ob Sie grünen Salat und knackiges Gemüse bekommen könnten.

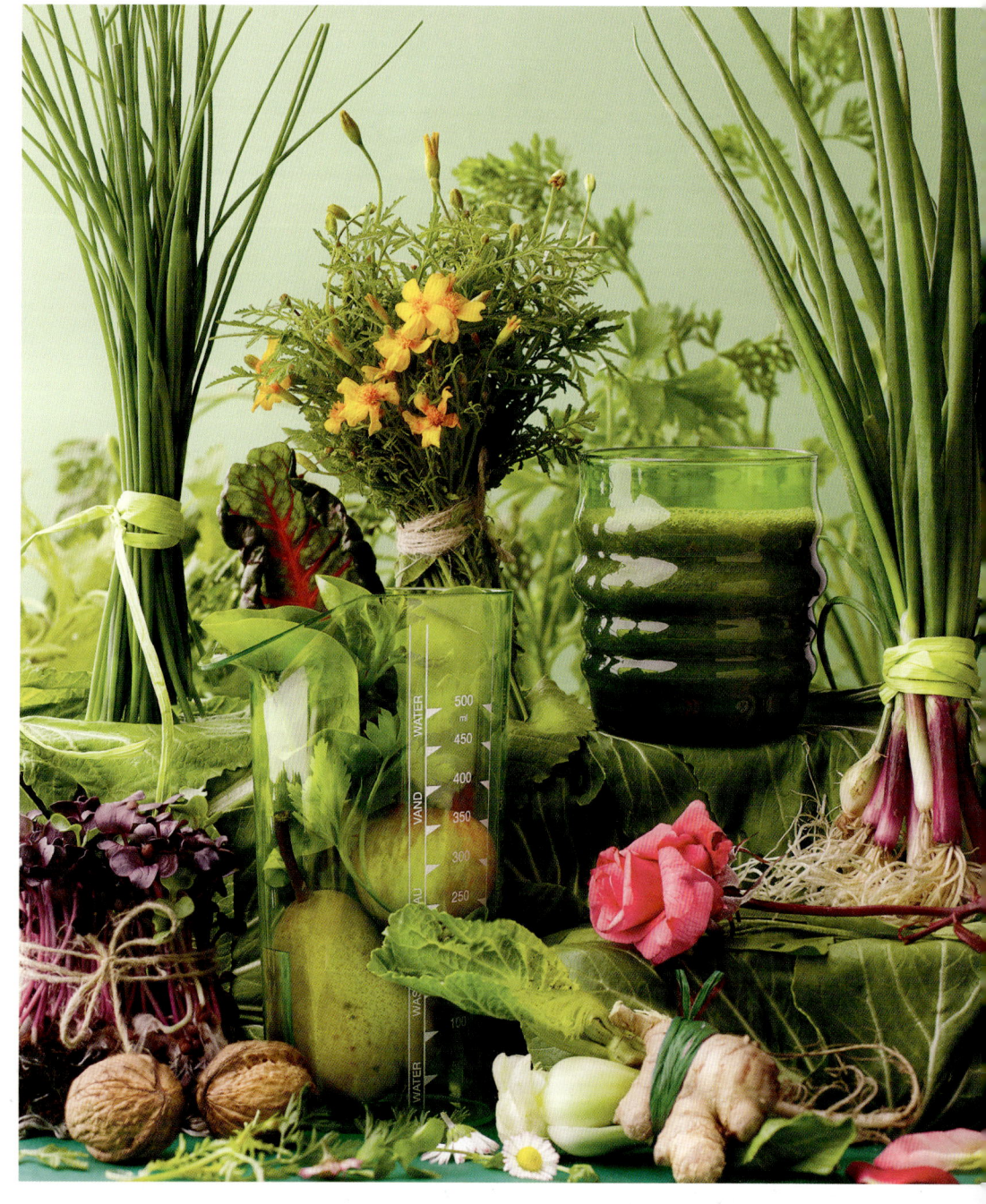

Jetzt geht's los!

Nun aber genug graue Theorie – starten wir in unsere grüne Woche. Auf den nächsten Seiten finden Sie eine Fülle von leckeren Rezepten, die Sie durch Ihre Woche – und am liebsten auch noch lange danach – begleiten werden.

Doch bevor wir damit beginnen, möchten wir Ihnen noch kurz erzählen, wie Sie sich mithilfe einer Vorkur optimal auf Ihre Detox-Woche vorbereiten können und wie ein »grüner Tag« aussehen wird.

Die Vorkur

Eine gute Vorbereitung ist die halbe Miete. Einige Tage bevor Sie mit der Entgiftung beginnen, können Sie deshalb schon mit der sogenannten Vorkur starten. Dabei streichen Sie einfach tierische Nahrungsmittel wie Fleisch, Fisch, Milchprodukte und Eier sowie fette, frittierte und stark gebratene Speisen von Ihrem Speiseplan. Ein hervorragender Ersatz für tierische Milch ist selbst gemachte Nussmilch. Sie ist kinderleicht herzustellen und unglaublich lecker. Hierfür 200 Gramm Nüsse mit einem Liter Wasser im Mixer pürieren und durch ein sehr feines Sieb, Tuch oder einen Nussbeutel abseihen. Nach Wunsch mit Vanille, Zimt, Kardamom, Anis, Fenchel, Lavendel abschmecken. So bekommen Sie schnell eine sehr feine Milch. Da Nüsse Enzymhemmer enthalten, die Ihren Stoffwechsel und die Nährstoffaufnahme beeinflussen, werden sie bekömmlicher, wenn Sie sie über Nacht in Wasser einweichen. Das Wasser dann vor der Verwendung wegschütten und nicht weiter verwenden.

Idealerweise lassen Sie während Ihrer Vorkur auch schon Alkohol, zuckrige Limonaden und Getränke sowie leere

Kohlenhydrate wie Weißbrot, Kuchen und Nudeln weg. Auch Ihren Kaffeekonsum können Sie schon einmal herunterfahren. Damit entlasten Sie Ihren Stoffwechsel schon im Vorfeld und bereiten sich selbst einen sanften Start ins Detox.

Ihr grüner Tag

Der Ablauf Ihrer sieben Detox-Tage wird immer nach dem gleichen Schema erfolgen. Morgens nach dem Aufstehen beginnen Sie mit dem Öl ziehen (siehe Seite 43) und dehnen und strecken sich währenddessen oder danach ausgiebig. Eine erste Ration Vitamine bekommen Sie, wenn Sie den Saft einer gepressten Zitrone in lauwarmem Wasser trinken. Wenn Sie zusätzlich Kurkuma in das Getränk geben, unterstützen Sie die Entgiftung noch mehr. Danach können Sie eine Tasse Tee trinken und sobald Sie Hunger bekommen einen grünen Smoothie zubereiten und langsam genießen. Das kann zum Beispiel »Der Klassiker« sein mit Baby-Spinat, Apfel, Banane, Avocado und Zitrone. Wie Sie diesen zubereiten, sehen Sie auf Seite 50. Alle weiteren Smoothie-Rezepte werden nach dem gleichen Schema zubereitet.

Mittags bereiten Sie sich einen Salat zu. Füllen Sie dafür zum Beispiel eine große Salatschüssel mit Eichblattsalat, Birnen und Walnüssen. Abends folgt dann ein weiterer Smoothie – je nach Lust und Laune nach einem der herzhaften Suppenrezepte oder mit mehr süßem Obst. Das »Green Gazpacho« mit Tomate, Grünkohl, Gurke, Paprika, Staudensellerie und Avocado beispielsweise macht abends satt und zufrieden. Im Laufe eines einzigen Tages haben Sie so schon die Farben des Regenbogens zu

WISSEN

Ihr Detox-Drink

Als zusätzlichen Entgiftungskick können Sie sich abends für den nächsten Tag einen Detox-Drink zubereiten und diesen dann über den Tag verteilt trinken. Dafür 2 Limonen, ½ Salatgurke, 10 Blätter Pfefferminze und 1 Liter gereinigtes Wasser mischen und über Nacht stehen lassen. Der Drink wirkt entgiftend und mineralisierend.

Ihr grüner Tag

Wann gibt es ...	... was?
morgens	einen grünen Smoothie für den kraftvoll-vitalen Start in den Tag
mittags	einen knackigen Salat
abends	einen grünen Smoothie in Suppenform – wenn Sie mögen, bis zu 42 °C erhitzt
den ganzen Tag	der Detox-Drink als zusätzlichen Vitamin-Kick (siehe Kasten)

sich genommen – stellen Sie sich also vor, wie gut Sie sich nach sieben solchen Tagen fühlen werden. Von Verzicht und Hunger kann keine Rede sein, denn jede Mahlzeit nährt ihren Körper mit wertvollen Vitaminen und Mineralstoffen – Hungergefühl kann so gar nicht erst entstehen.

Richten Sie Ihre Speisen schön an, nehmen Sie sich Zeit zum Essen und kauen Sie gründlich. Je langsamer Sie essen, desto bekömmlicher werden die Gerichte. Darüber hinaus macht ausgiebiges Kauen schneller satt und Sie überessen sich nicht unnötig. Wichtig ist jedoch, dass Sie vor jeder Mahlzeit warten, bis Sie wirklich hungrig sind, das verstärkt die Entgiftung und schützt den Magen-Darm-Trakt vor Überbelastung.

Ihren Geschmacksnerven zuliebe verzichten wir in den Rezepten auf Zwiebeln und Knoblauch. So stehen die Geschmäcker der Kräuter und Gewürze im Vordergrund und werden nicht vom Knoblauch- oder Zwiebelaroma überlagert.

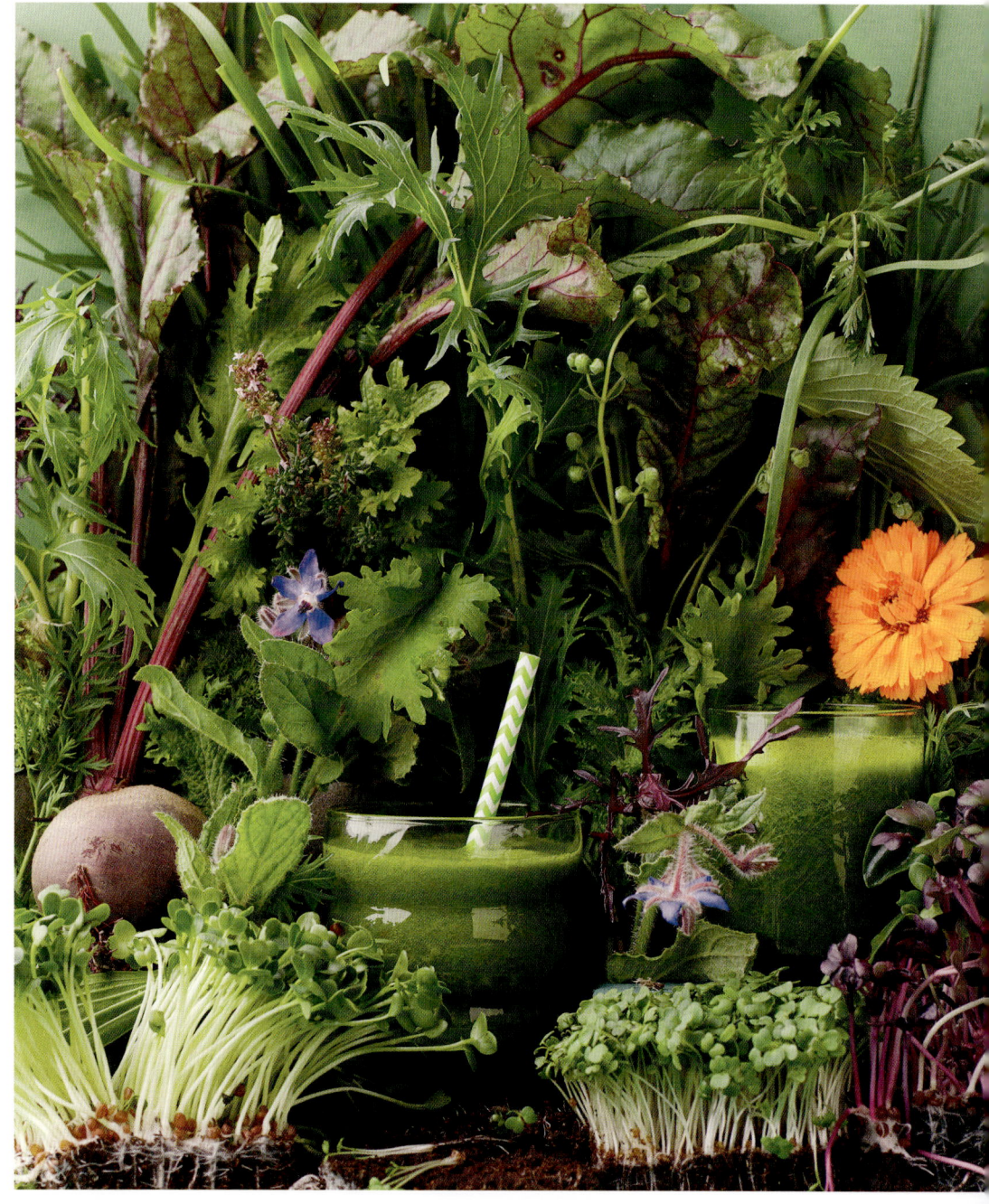

Grüne Rezepte

Hier kommen sie – Ihre grünen Rezepte! Sehen Sie sie als Inspiration, nicht als strikte Vorgabe. Ersetzen Sie Zutaten, die Sie nicht mögen durch andere und seien Sie kreativ.

Der Klassiker

▶ **Für 1 Portion**
🕐 **10 Min.**

2 große **Handvoll** Baby-Blattspinat · 1–2 Äpfel · 1–2 reife Bananen · ½ Avocado · 1 **Stückchen** Zitrone (mit Schale und Kern) · 1 **Stückchen** Ingwer (immer in der Größe einer Daumenkuppe) · Himalaya- oder Steinsalzsole · Wasser

- Zuerst kleinere Zutaten und die »Extras« (wie Ingwer oder Zitrusfrüchte) in den Mixer geben.
- Anschließend die Salzsole und Gewürze hinzufügen. Dann erst folgen das Obst und das Blattgrün.
- Alle Zutaten mit ein bis zwei Tassen gefiltertem Wasser im Hochleistungsmixer ein bis zwei Minuten pürieren, bis die gewünschte Konsistenz erreicht ist.

WISSEN

Zubereitung von grünen Smoothies

Zubereitung von Smoothies: Anhand des »Klassikers« können Sie sehen, wie die grünen Smoothies in diesem Buch zubereitet werden – denkbar einfach gemacht und ruckzuck auf dem Tisch.

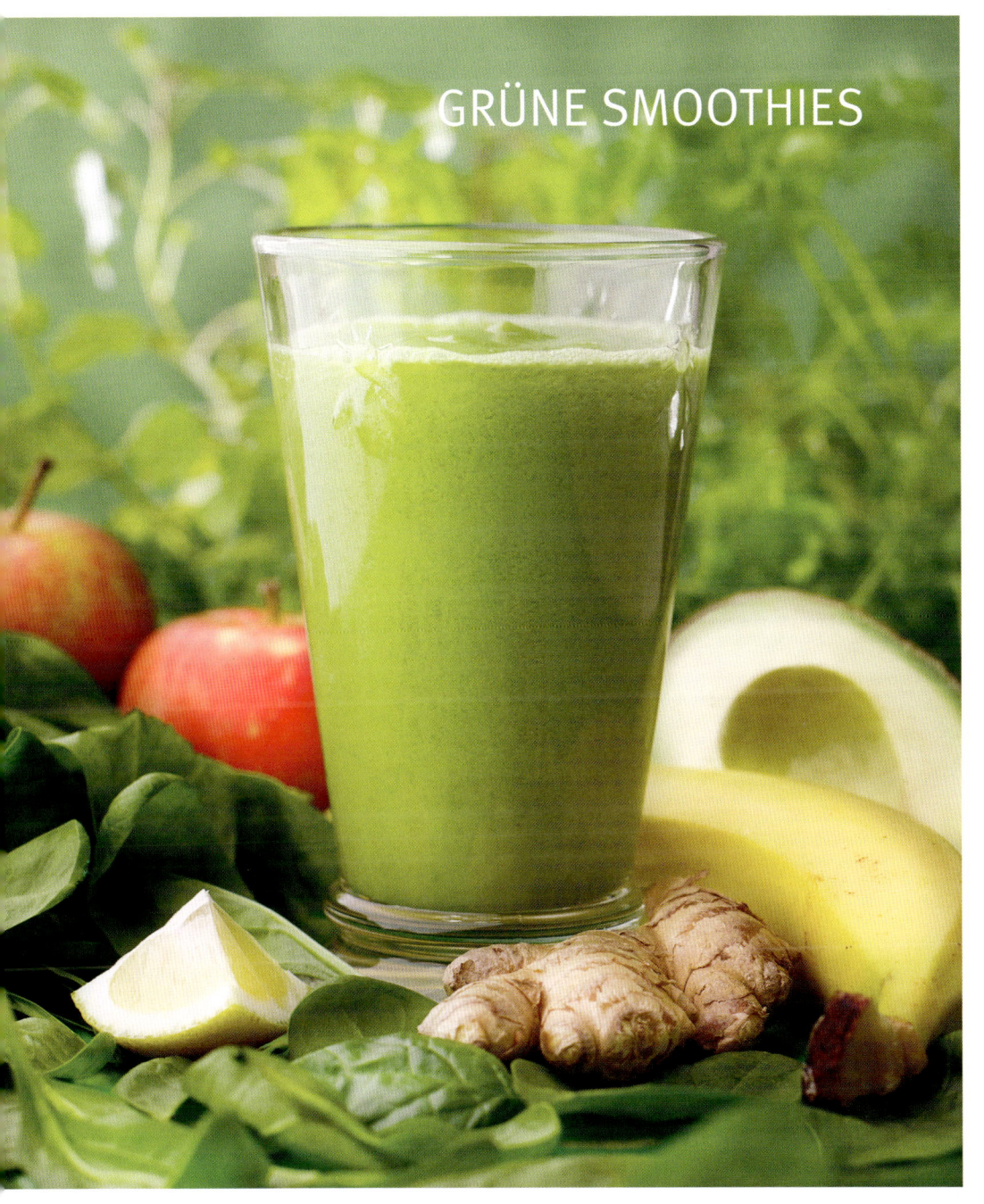

Ananas-Bananen-Grüni

▶ **Für 1 Portion**
🕑 **10 Min.**

2 große Handvoll Feldsalat · ½ Salatgurke · 1 Banane · ½ reife Ananas · 1 Stückchen Ingwer · Himalaya- oder Steinsalzsole · Wasser

Blattsalat trifft Mango

▶ **Für 1 Portion**
🕑 **10 Min.**

1 Handvoll Eichblattsalat · 1 Handvoll Lollo Rosso · 2 Blatt Minze · 1 reife Mango · 1 kleines Stückchen Ingwer · Himalaya- oder Steinsalzsole · Wasser

Der leckerste Grünkohl aller Zeiten

▶ **Für 1 Portion**
🕑 **10 Min.**

5 dunkle Grünkohlblätter · 2 reife Birnen · 1 Stückchen Ingwer · ein Hauch Vanille · ein Hauch Zimt · Himalaya- oder Steinsalzsole · Wasser

Orange-grünes Duo

▶ **Für 1 Portion**
🕑 **10 Min.**

2 süße Orangen (mit möglichst viel von der weißen Haut und Kernen und ein bisschen der Schale) · 1 Bund Petersilie · 1 Handvoll Baby-Blattspinat · 1 kleines Stückchen Ingwer · ½ TL Kurkuma · Himalaya- oder Steinsalzsole · Wasser

Kiwi-Wirsing-Mix

▶ Für 1 Portion
🕑 10 Min.

5 große Wirsingblätter · 2 Äpfel ·
3–4 reife Kiwis · 1 Stückchen Ingwer ·
Himalaya- oder Steinsalzsole · Wasser

Erdbeer-Brennnessel-Traum

▶ Für 1 Portion
🕑 10 Min.

2 Handvoll Feldsalat · 1 reife Banane ·
2 Handvoll reife Erdbeeren (oder
Walderdbeeren – dann wird es noch
köstlicher) · ein Hauch Vanille · Himala-
ya- oder Steinsalzsole · Wasser

Exotische Möhre

▶ Für 1 Portion
🕑 10 Min.

3–4 Handvoll Feldsalat · ½ Bund
Möhrengrün · 1 reife Avocado · 1 reife
Banane · Saft einer Zitrone · 1 Stückchen Ingwer · Himalaya- oder Steinsalzsole · Wasser

Wassermelonen-Holunder-Grüni

▶ Für 1 Portion
🕑 10 Min.

2 Handvoll junge Löwenzahnblätter ·
¼ reife Wassermelone · 1 etwas größe-
res Stück Ingwer · 2 Handvoll Holunderblüten · Saft von ½ Zitrone · ein Hauch
Zimt · Himalaya- oder Steinsalzsole ·
Wasser

Spinat-Sellerie-Smoothie

▶ Für 1 Portion
🕐 10 Min.

2 Handvoll Baby-Blattspinat · 4 Stangen Staudensellerie · 1 reife Avocado · Saft einer süßen Orange · Himalaya- oder Steinsalzsole · Wasser

Grapefruit-Feldsalat-Smoothie

▶ Für 1 Portion
🕐 10 Min.

2 Handvoll Feldsalat · 1 große Grapefruit, ohne Schale aber mit Kernen · 2 reife Birnen · ein Hauch Zimt · 1 Stückchen Ingwer · Himalaya- oder Steinsalzsole · Wasser

Italienischer Grüni

▶ Für 1 Portion
🕐 10 Min.

½ Kopf Frisée-Salat · 1 Handvoll Spinat · 1 Stange Staudensellerie · 1 reife Avocado · 4 Tomaten · 5 Blätter Basilikum · Saft von ½ Zitrone · frischer Oregano · italienische Gewürze · Himalaya- oder Steinsalzsole · Pfeffer · Wasser

Der Klassiker aufgepeppt

▶ Für 1 Portion
🕐 10 Min.

1 Handvoll Baby-Blattspinat · 1 Handvoll Giersch (oder Vogelmiere) · 1–2 Äpfel · 1 reife Banane · 1 reife Nektarine · ½ reife Avocado · 1 Stückchen Zitrone (mit Schale und Kern) · 1 Stückchen Ingwer · Himalaya- oder Steinsalzsole · Wasser

Spinat-Sellerie-Smoothie ▶

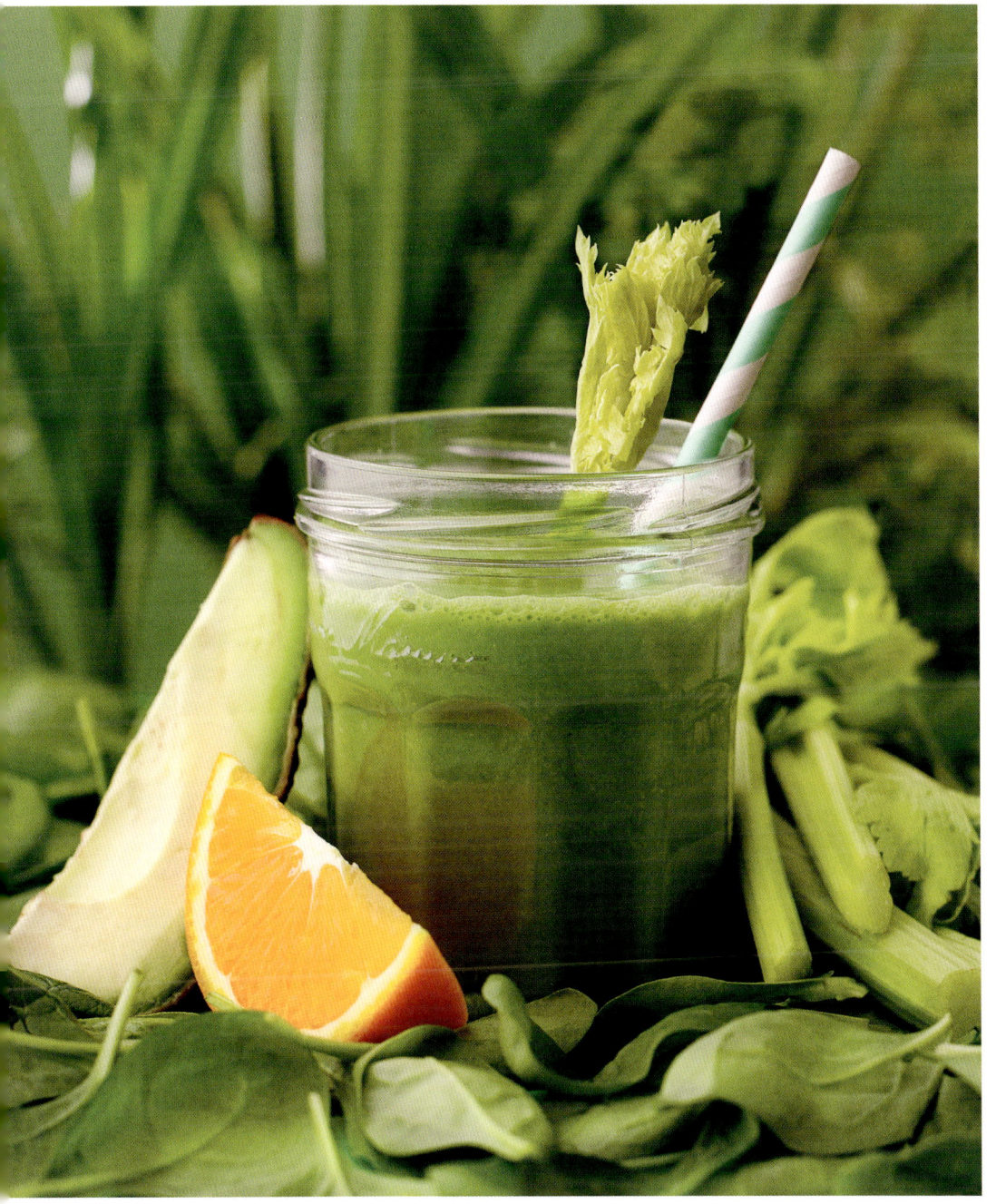

Algen lieben Gänseblümchen und Spinat

▶ **Für 1 Portion**
🕐 **10 Min.**

2 Handvoll Spinat · 1 Handvoll liebevoll gepflückter Gänseblümchen · 1 reife Avocado · ½ reife Ananas · 2 EL Spirulina-Algen (erhältlich bei www.gruenesmoothies.de) · Himalaya- oder Steinsalzsole · Wasser

Banane-Goji-Brennnessel-Smoothie

▶ **Für 1 Portion**
🕐 **10 Min.**

2 gute Handvoll Brennnesseln · 1 reife Banane · 1 Handvoll sonnengetrocknete Goji-Beeren (zum Beispiel der Marke Flores Farm) · 1 Apfel · Saft von ½ Zitrone · 1 Bund Petersilie · ein Hauch Vanille · Himalaya- oder Steinsalzsole · Wasser

Der feige Feldsalat

▶ **Für 1 Portion**
🕐 **10 Min.**

2 Handvoll Feldsalat · 2 frische Feigen · 1 süße Orange · 1 kleines Stückchen Ingwer · Himalaya- oder Steinsalzsole · Wasser

Heidelbeer-Löwenzahn-Wunder

▶ **Für 1 Portion**
🕐 **10 Min.**

2 Handvoll junge grüne Löwenzahnblätter · 2 Grünkohlblätter (oder ½ Bund Möhrengrün) · 2 Handvoll reife Heidelbeeren · 1 reife Banane · 1 Stückchen Ingwer · Himalaya- oder Steinsalzsole · Wasser

Algen lieben Gänseblümchen und Spinat ▶

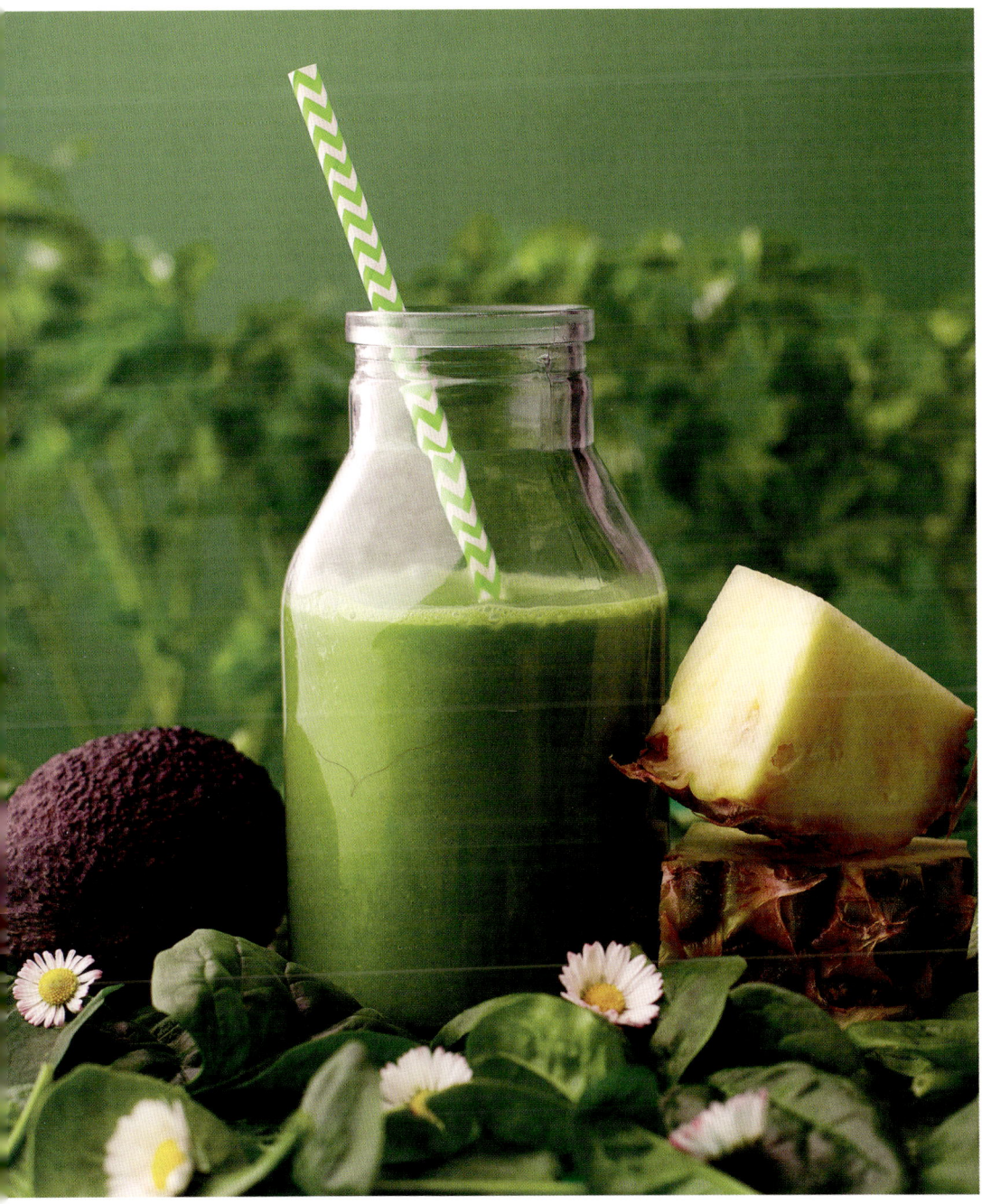

Ananas-Mangold-Traum

▶ Für 1 Portion
🕐 10 Min.

8 große Mangoldblätter · 1 reife Banane · ½ reife Ananas · 1 kleines Stückchen Ingwer · Himalaya- oder Steinsalzsole · Wasser

Zahmer Löwe

▶ Für 1 Portion
🕐 10 Min.

2 Handvoll junger Löwenzahn · ½ reife Honigmelone · 1 reifer weißer Pfirsich · Saft einer Zitrone · 1 Blatt Zitronenmelisse · 1 kleines Stück Ingwer · Himalaya- oder Steinsalzsole · Wasser

Papaya-Moringa-Grüni

▶ Für 1 Portion
🕐 10 Min.

2 Handvoll Spinat · 1 kleine reife Papaya (gern mit Kernen – dann wird's scharf!) · 1 reife Banane · ½ Limette · 1 großer EL Moringa (erhältlich bei www.gruene-smoothies.de) · Himalaya- oder Steinsalzsole · Wasser

Brombeer-Traum

▶ Für 1 Portion
🕐 10 Min.

1 ganzer Lollo Rosso (oder Eichblattsalat oder Kopfsalat) · 2 Handvoll reife Brombeeren · 1 reife Banane · 4 reife Aprikosen · Saft von ½ Zitrone · Himalaya- oder Steinsalzsole · Wasser

Brombeer-Traum ▶

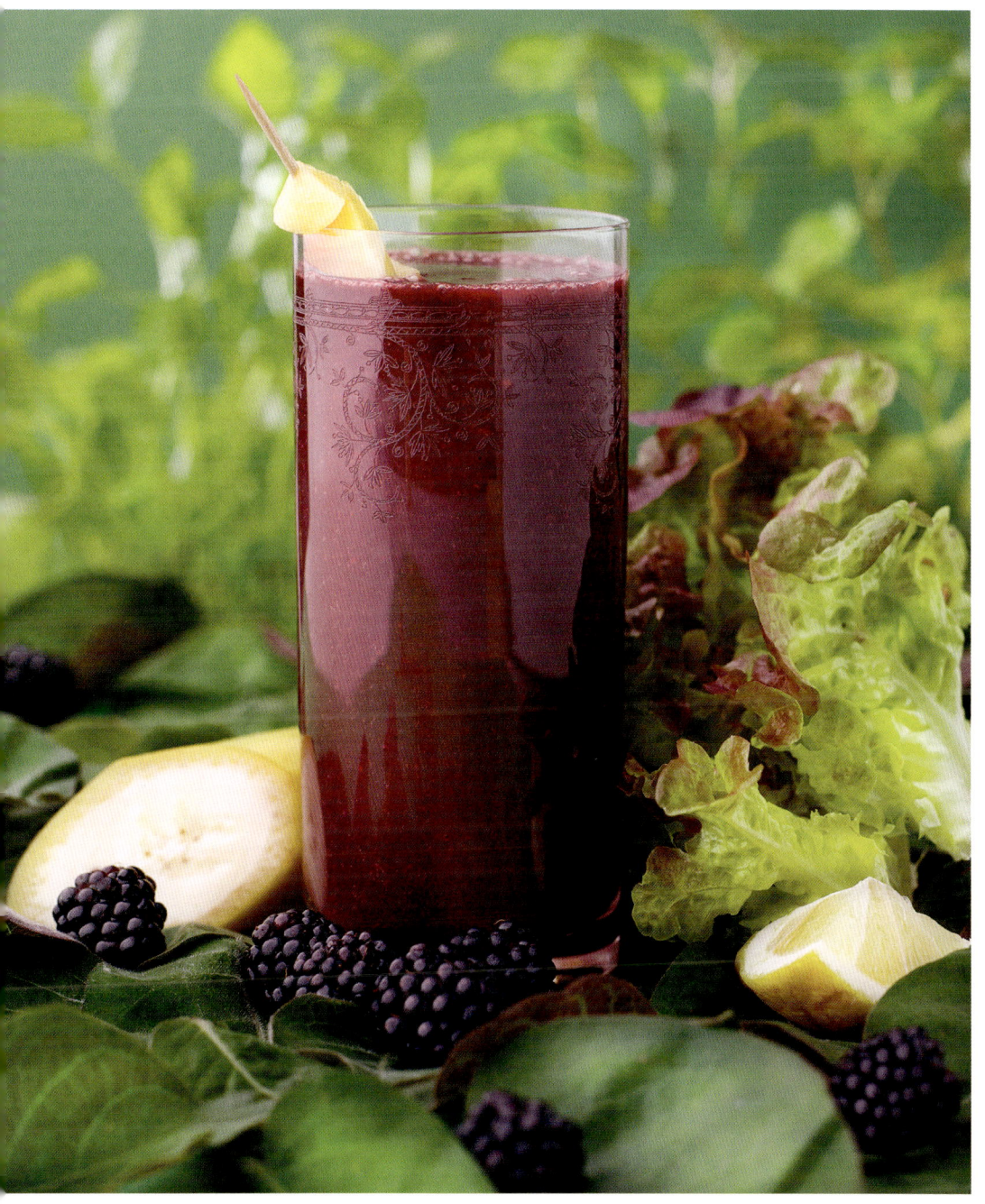

Der junge Wilde

▶ **Für 1 Portion**
⏱ **10 Min.**

2 große Handvoll Wildkräuter (Giersch, Vogelmiere, Gundermann, Taubnessel) · 1 reife Banane · 1 reife Birne · 1 reife Maracuja · Himalaya- oder Steinsalzsole · Wasser

Wildkräuter mit getrockneter Mango

▶ **Für 1 Portion**
⏱ **10 Min.**

2 Handvoll Wildkräuter (Giersch, Brennnessel, Goldnessel) · 1 Handvoll getrocknete Mangos in Rohkostqualität · 4 kleine reife Kiwis · 1 reifer Pfirsich · Saft von ½ Zitrone · 1 Prise Vanille · Himalaya- oder Steinsalzsole · Wasser

Wärmender Winter-Smoothie

▶ **Für 1 Portion**
⏱ **10 Min.**

2 große Handvoll Feldsalat (oder Grünkohl) · 2 reife Bananen · 1 reife Birne · 1 Stückchen Ingwer · 1 Prise Zimt · 1 Prise Kardamom · Himalaya- oder Steinsalzsole · Wasser

Extravagante Möhre

▶ **Für 1 Portion**
⏱ **10 Min.**

1 Handvoll Möhrengrün · 1 Handvoll Brennnessel · ½ Honigmelone · 2 reife Nektarinen · Saft von ½ Orange · Saft von ½ Zitrone · 1 Prise Vanille · Himalaya- oder Steinsalzsole · Wasser

Extravagante Möhre ▶

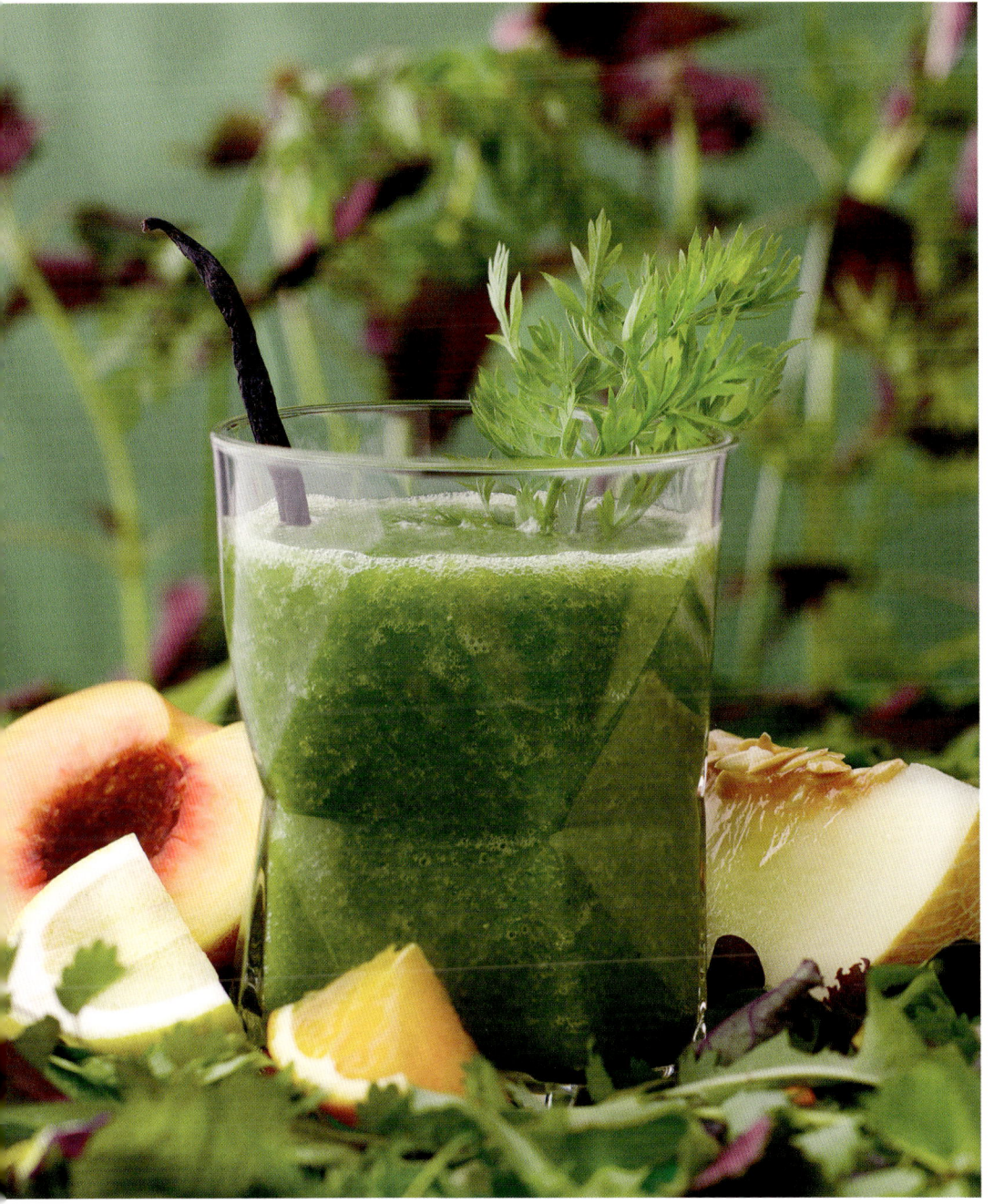

Ananas-Beeren-Grüni

▶ **Für 1 Portion**
🕐 **10 Min.**
2 Handvoll Kohlrabi und Rote-Bete-Blätter · ½ reife Ananas · 2 Handvoll reife schwarze Johannisbeeren · Saft von ½ Zitrone · Himalaya- oder Steinsalzsole · Wasser

Spicy Mangold (wärmend)

▶ **Für 1 Portion**
🕐 **10 Min.**
2 Handvoll Mangold · 2 Handvoll Spinat · 3 süße aromatische Äpfel · 1 Stückchen Ingwer · ½ Limette · 1 Prise schwarzer Pfeffer · 1 Prise Kurkuma · 1 Prise Kardamom · Himalaya- oder Steinsalzsole · Wasser

Gut für die Leber

▶ **Für 1 Portion**
🕐 **10 Min.**
2 große Handvoll Feldsalat · ½ reife Honigmelone · 3 reife Nektarinen · 1 ganze Zitrone, geschält · 1 Stückchen Ingwer · Himalaya- oder Steinsalzsole · Wasser

Birne-Koriander-Grüni

▶ **Für 1 Portion**
🕐 **10 Min.**
1 Bund Koriander · 2 reife aromatische Birnen · 1 großer Apfel · 1 kleines Stück Ingwer · Zitronenabrieb · Himalaya- oder Steinsalzsole · Wasser

Birne-Koriander-Grüni ▶

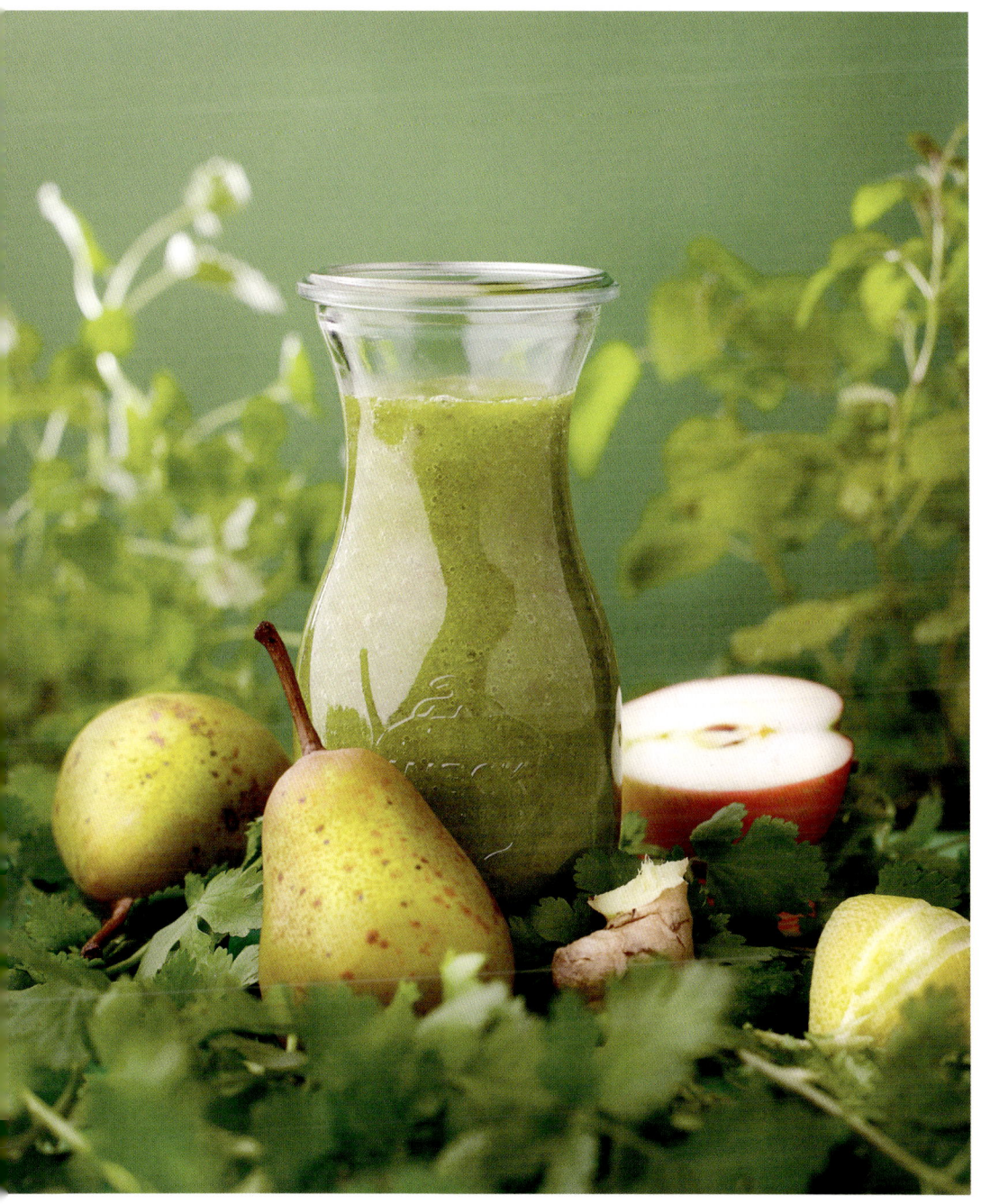

Würzige Möhre

▶ **Für 1 Portion**
🕐 **10 Min.**

2 Handvoll Möhrengrün · 2 Handvoll
Feldsalat · 1 Stange Sellerie · 1 mittelgroße Landgurke mit Schale · 1 reife
Birne · 1 kleiner süß-saurer Apfel ·
1 kleines Stückchen Ingwer · 1 Prise
Chilipulver bzw. Cayennepfeffer · Hima-
laya- oder Steinsalzsole · Wasser

Rosen-Smoothie

▶ **Für 1 Portion**
🕐 **10 Min.**

2 Handvoll Rosenblätter · 2 Laven-
delblüten · ¼ reife Galiamelone ·
4 reife Aprikosen · einige Himbeer-
und Brombeerblätter · 1 Prise Muskat-
nuss · Himalaya- oder Steinsalzsole ·
Wasser

Feiner Grünkohl-Spinat-Smoothie

▶ **Für 1 Portion**
🕐 **10 Min.**

2 Handvoll Grünkohl · 1 Handvoll
Spinat · 2 große reife Birnen · Zitronenabrieb nach Geschmack · Zitronensaft
nach Geschmack · 1 kleines Stückchen
Ingwer · 1 Prise Fenchelsamen · 1 Prise
Kardamom · ½ TL Kurkuma · Himalaya-
oder Steinsalzsole · Wasser

Grüne Wassermelone

▶ **Für 1 Portion**
🕐 **10 Min.**

1 großer Bund Petersilie · ½ kleine
aromatische Wassermelone · 1 kleines
Stück Ingwer · Himalaya- oder Steinsalzsole · Wasser

Grüne Wassermelone ▶

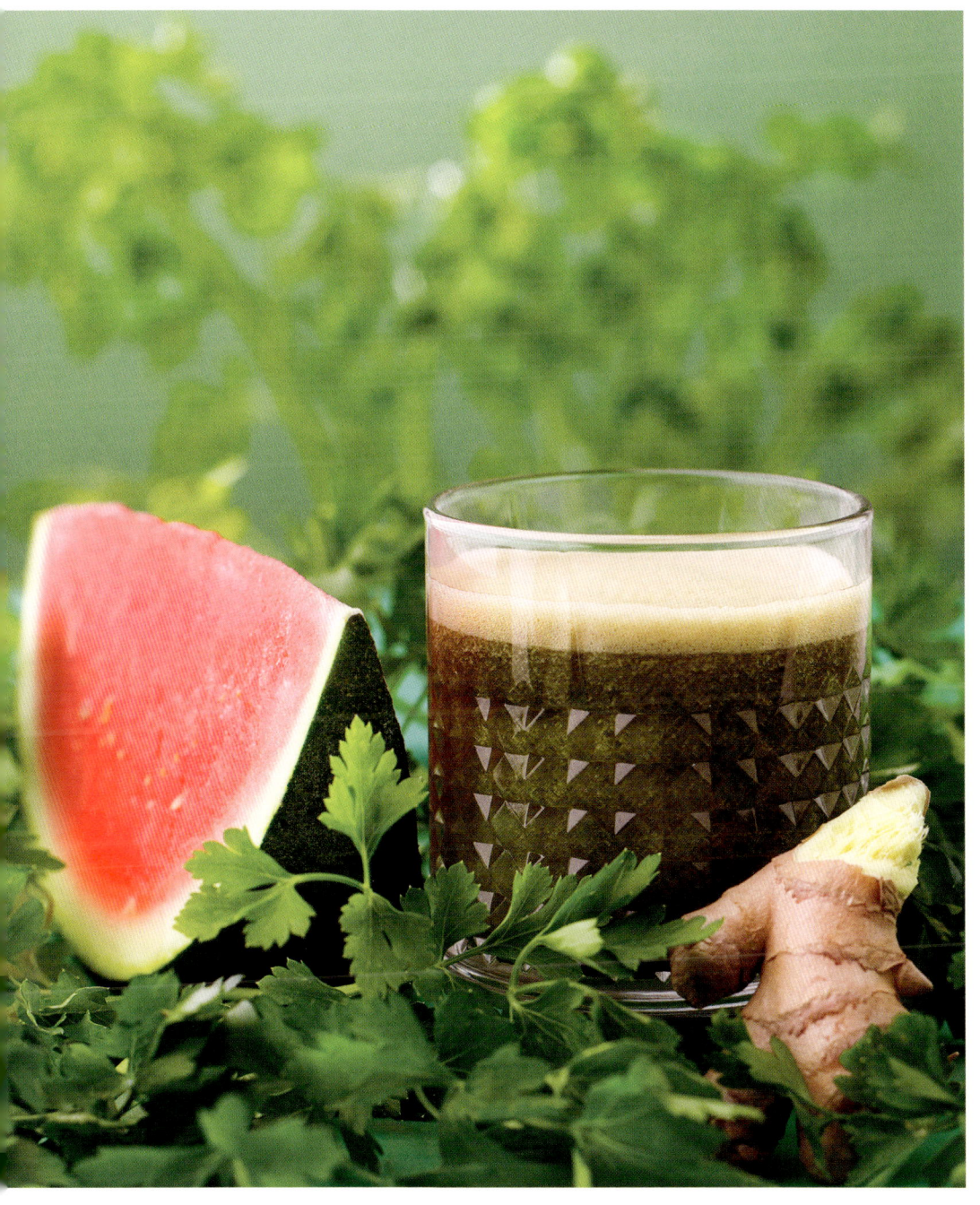

Minzige Erdbeere

▶ **Für 1 Portion**
🕐 **10 Min.**
2 Handvoll Spinat · 1 aromatischer
Apfel · 1 reife Banane · 1 Handvoll aromatische Erdbeeren · 3 Blätter Pfefferminze · Himalaya- oder Steinsalzsole ·
Wasser

Ein Traum von Himbeere

▶ **Für 1 Portion**
🕐 **10 Min.**
2 reife Birnen · 2 Handvoll reife Himbeeren · 5 Blätter Grünkohl · ein Hauch
Vanille · Himalaya- oder Steinsalzsole ·
Wasser

Goji-Mixsalat-Smoothie

▶ **Für 1 Portion**
🕐 **10 Min.**
1 Handvoll Eichblattsalat · 1 Handvoll
Rucola · 1 reife Banane · 1 aromatischer
Apfel · 2 reife Pfirsiche · 1 Handvoll reife
Erdbeeren · 1 reife Feige · 1 Handvoll
Goji-Beeren · Himalaya- oder Steinsalz-
sole · Wasser

Apfelmus zum Trinken

▶ **Für 1 Portion**
🕐 **10 Min.**
4 aromatische Äpfel · 1 Bund Petersilie ·
1 kleines Stückchen Ingwer · 1 Prise
Zimt · Himalaya- oder Steinsalzsole ·
Wasser

Das rote Glück

▶ Für 1 Portion
⏱ 10 Min.

1 Handvoll Rote-Bete-Blätter ·
2 Handvoll Feldsalat · 2 Blutorangen ·
1 reife Banane · 1 TL Hagebuttenpulver
(Dragon Fruit) · Himalaya- oder Steinsalzsole · Wasser

Stachelbeer-Smoothie

▶ Für 1 Portion
⏱ 10 Min.

1 Eichblattsalat · 2 Handvoll Stachel-
beeren · 1 reife Banane · 1 EL Moringa ·
Himalaya- oder Steinsalzsole · Wasser

Sternschnuppen-Smoothie

▶ Für 1 Portion
⏱ 10 Min.

1 Bund Mangold · 1 Handvoll Feldsalat · 1 reife Sternfrucht · 1 Guave ·
¼ Ananas · 1 Banane · Himalaya- oder
Steinsalzsole · Wasser

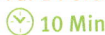

**Jeden dieser Smoothies können Sie
auch als Suppe genießen – dafür einfach etwas länger mixen und dabei
bis maximal 42 °C erwärmen.**

Göttlicher Salat

▶ **Für 1 Portion**
🕐 **15 Min.**

Für den Salat:
1–2 Äpfel, in Würfel
geschnitten · 1 Rote Bete,
fein geraspelt ·
2 Handvoll Weintrauben,
halbiert · 2 Herzen Chicorée · Oliven (in Rohkost-
qualität von Vita Verde),
so viel Sie mögen

Für das Dressing:
2 EL Olivenöl (Vita
Verde) · Himalaya- oder
Steinsalz · schwarzer
Pfeffer, frisch gemahlen ·
Walnüsse, idealerweise
frisch aus der Schale,
zum Darüberstreuen

■ Den Blattsalat kalt abspülen (oder kurz in kaltem Wasser waschen) und abtropfen lassen – dafür kann auch eine Salatschleuder verwendet werden. Alle Gemüsesorten und Kräuter ebenfalls kurz abspülen und trocknen. Das Obst gegebenenfalls schälen und klein schneiden. Alle Zutaten in eine große Schüssel geben.

■ Für das Dressing Olivenöl mit Salz und Pfeffer (sowie in manchen Rezepten Gewürzen) in einem Glas oder einer Tasse anrühren und auf dem Salat verteilen. Nach Wunsch können Sie auch Früchte und Gemüse Ihrer Wahl dazugeben und pürieren. So entstehen ganz leicht fantastische Soßen von großer Vielfalt!

WISSEN

Zubereitung von Salaten und Dressings

Anhand des »Göttlichen Salats« können Sie sehen, wie die Salate in diesem Buch zubereitet werden.
Als Topping eignen sich alle Arten von Sprossen und Pilzen, Oliven, Nüsse, Samen, essbare Blüten.
In allen Rezepten ist bereits Öl enthalten. Sollten Sie darüber hinaus mehr Dressing über Ihren Salat geben wollen, rühren Sie etwas Olivenöl entweder mit Balsamico-Essig oder Zitrone sowie Salz und Pfeffer an. Ihrer Fantasie sind keine Grenzen gesetzt und Sie können weitere Gewürze und Kräuter dazugeben – ganz nach Ihrem Geschmack!
Die Menge des Dressings hängt von Ihren Vorlieben ab. Grundsätzlich gilt das Mischverhältnis 2:1, das bedeutet zwei EL Olivenöl und ein EL Balsamico oder Zitronensaft.

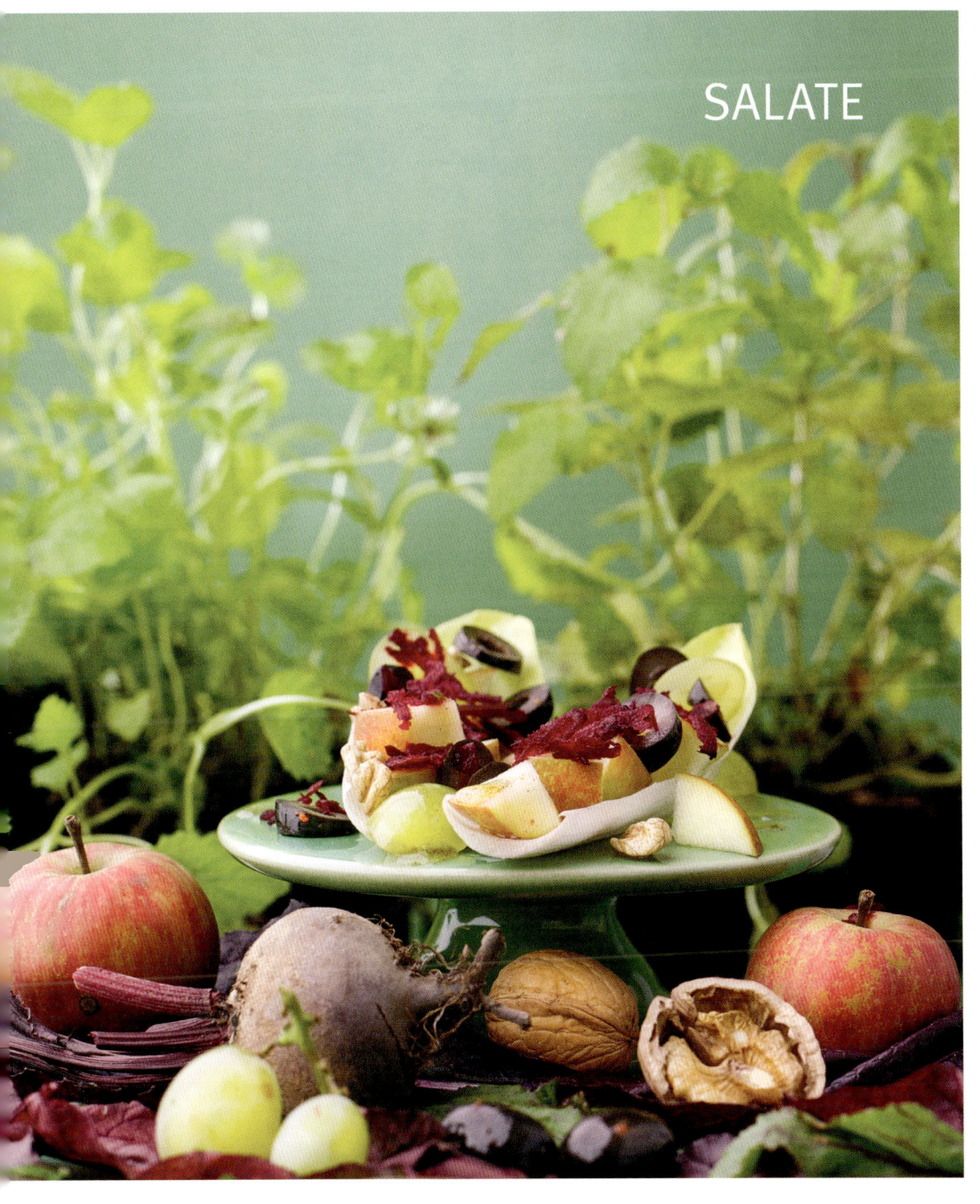

Fenchel-Mango-Salat

▶ **Für 1 Portion**
🕐 **15 Min.**

Für den Salat:

2 Birnen, in dünne Scheiben geschnitten · ½ Fenchel, in dünne Scheiben geschnitten · ½ Mango, in Würfel geschnitten · 2 Handvoll Endiviensalat · 2 EL Korinthen

Für das Dressing:

2 EL Olivenöl · Himalaya- oder Steinsalz · bunter Pfeffer, frisch gemahlen

Feldsalat mit Orangen und Radieschen

▶ **Für 1 Portion**
🕐 **15 Min.**

Für den Salat:

4 Handvoll Feldsalat · 2 große süße Orangen, filetiert · 1 süßer Apfel, fein geraspelt · 1 gute Handvoll Radieschen, in Stückchen geschnitten · Saft von ½ Zitrone, frisch gepresst

Für das Dressing:

2 EL Olivenöl · Himalaya- oder Steinsalz · weißer Pfeffer, frisch gemahlen · Orangenzeste und gehackte Chili darüberstreuen

Möhrensalat mit Granatapfel

▶ **Für 1 Portion**
🕐 **15 Min.**

Für den Salat:

2 große Möhren, fein geraspelt · 1 Apfel, fein geraspelt · 2 Orangen, eine davon filetiert und eine zerdrückt · 1 Granatapfel · Ingwer, frisch gerieben

Für das Dressing:

2 EL Olivenöl · Saft von ½ Zitrone · Himalaya- oder Steinsalz · weißer Pfeffer, gemahlen

Papaya-Paprika-Avocado-Salat

▶ **Für 1 Portion**
🕐 **15 Min.**

Für den Salat:

1 Papaya, gewürfelt · 1 rote Paprika, gewürfelt · 1 Avocado, gewürfelt · Saft einer Limette, frisch gepresst · 1 Bund frischer Koriander, gehackt · 1 kleine Frühlingszwiebel, fein geschnitten

Für das Dressing:

2 EL Olivenöl · schwarzer Pfeffer, frisch gemahlen · Himalaya- oder Steinsalz

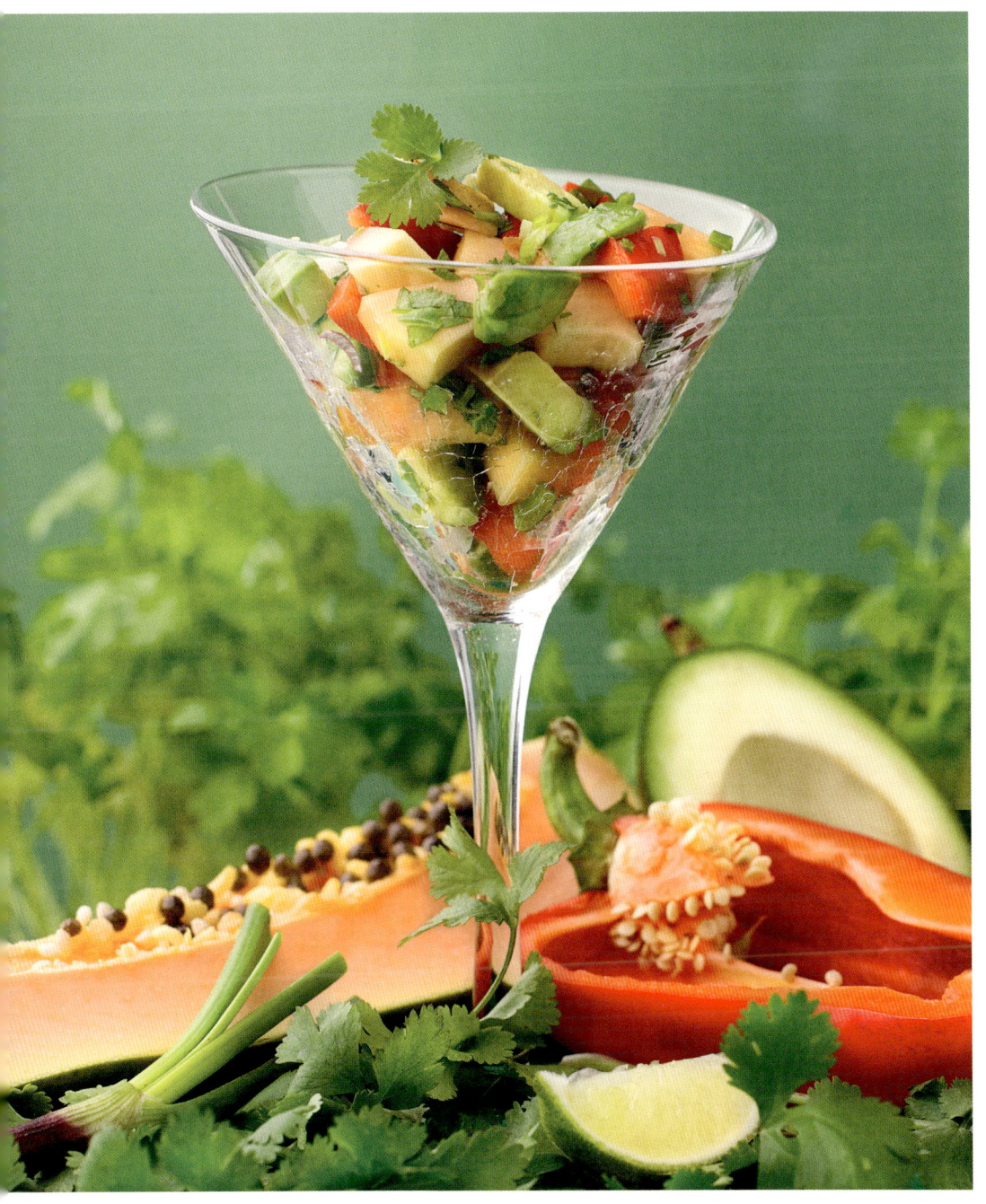

Blattsalat mit Blaubeeren, Feigen und Holunderblüten

▶ **Für 1 Portion**
🕑 **15 Min.**

Für den Salat:

½ Kopfsalat oder 4 Handvoll Feldsalat · 2 Handvoll Blaubeeren · 2 Feigen, geviertelt · Saft einer Zitrone, frisch gepresst · etwas Zitronenzeste · 1 Prise Vanille

Für das Dressing:

2 EL Olivenöl · Himalaya- oder Steinsalz · schwarzer Pfeffer · Holunderblüten zum Bestreuen

Avocadosalat mit Mandarinen

▶ **Für 1 Portion**
🕑 **15 Min.**

Für den Salat:

1 Avocado, in Würfel geschnitten · 1 Banane, in Würfel geschnitten · 1–2 Mandarinen · 1 Bund frischer Koriander, gehackt · Saft einer Limette, frisch gepresst

Für das Dressing:

2 EL Olivenöl · frischer Kreuzkümmel, gemahlen · Himalaya- oder Steinsalz · schwarzer Pfeffer, frisch gemahlen · ein Hauch echte Vanille

Gurke mit Dill

▶ **Für 1 Portion**
🕑 **15 Min.**

Für den Salat:

1 Salatgurke, in grobe Scheiben geschnitten · 1 Bund Dill, gehackt · Saft einer Zitrone, frisch gepresst · Saft einer Orange, frisch gepresst · 3 Handvoll junge Löwenzahnblätter

Für das Dressing:

2 EL Olivenöl · schwarzer Pfeffer, frisch gemahlen · Himalaya- oder Steinsalz

Blattsalat mit Blaubeeren, Feigen und Holunderblüten ▶

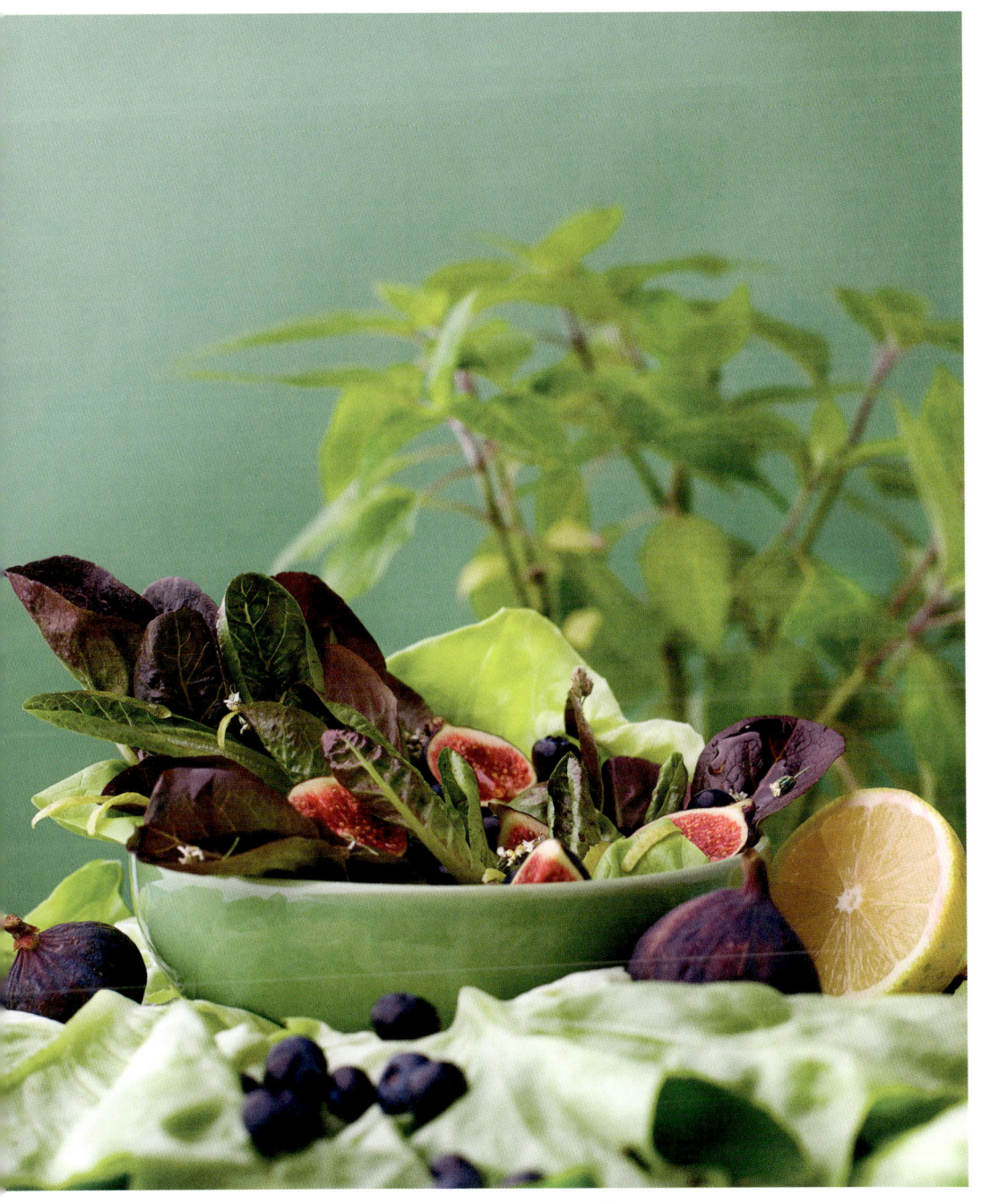

Grüner Spargel mit Erdbeeren auf Giersch

▶ **Für 1 Portion**
⏱ **15 Min.**

Für den Salat:

8–10 Stangen frischer grüner Spargel, in Stücke geschnitten · 1 kleine Schale Erdbeeren, halbiert oder in Scheiben geschnitten · Saft einer Zitrone, frisch gepresst · 2 Handvoll Giersch

Für das Dressing:

2 EL Olivenöl · weißer Pfeffer, frisch gemahlen · Himalaya- oder Steinsalz · Gänseblümchen zum Bestreuen

Avocado mit Radicchio und Himbeere

▶ **Für 1 Portion**
⏱ **15 Min.**

Für den Salat:

2 Avocados, in Scheiben oder Würfel geschnitten · ½ Radicchio, gelesen · 3 Handvoll Himbeeren

Für das Dressing:

Saft einer Zitrone, frisch gepresst · Himalaya- oder Steinsalz · schwarzer Pfeffer, frisch gemahlen · Sprossen Ihrer Wahl als Topping

Griechischer Salat

▶ **Für 1 Portion**
⏱ **15 Min.**

Für den Salat:

3 Handvoll süße Kirschtomaten, halbiert · 1 kleine Landgurke, in Würfel geschnitten · 3 EL schwarze Oliven (Vita Verde), entsteint · ½ Kopfsalat, gelesen · 1 Bund Petersilie, gehackt

Für das Dressing:

Saft einer Zitrone, frisch gepresst · Majoran · schwarzer Pfeffer, frisch gemahlen · Himalaya- oder Steinsalz

Tomaten mit Basilikum, Pfirsich und Melone

▶ **Für 1 Portion**
⏱ 15 Min.

Für den Salat:

3 große aromatische Tomaten, in Spalten geschnitten (geachtelt) · 1 großer Bund Basilikum, die ganzen Blätter · 1–2 reife Pfirsiche, in Spalten geschnitten · ¼ Wassermelone, in Würfel geschnitten · Saft einer Zitrone, frisch gepresst

Für das Dressing:

2 EL Olivenöl · Himalaya- oder Steinsalz · schwarzer Pfeffer, frisch gemahlen · Kapuzinerkresseblüten zum Bestreuen

Mediterraner Salat

▶ **Für 1 Portion**
⏱ 15 Min.

Für den Salat:

3 Handvoll Rucola · 3 Handvoll süße Kirschtomaten, halbiert oder geviertelt · Oliven, so viele Sie mögen · 1 EL Rosinen, gehackt

Für das Dressing:

Saft einer Zitrone, frisch gepresst · 4–5 getrocknete Tomatenstücke, in Wasser eingeweicht · Himalaya- oder Steinsalz · Pfeffer

Wildtomatensalat mit Petersilie

▶ **Für 1 Portion**
⏱ 15 Min.

Für den Salat:

4–5 Handvoll Tomaten (alle verfügbaren Sorten), geviertelt · 2 Bund Petersilie, gehackt

Für das Dressing:

Saft einer Zitrone, frisch gepresst · 2 EL Olivenöl · etwas Balsamico · Himalaya- oder Steinsalz · schwarzer Pfeffer · Pinienkerne zum Bestreuen

75

Zucchini mit Paprika, Kirschtomaten und Oregano

▶ **Für 1 Portion**
🕑 **15 Min.**

Für den Salat:
2 kleine Zucchini, gehobelt bzw. geraspelt · 1 gelbe Paprika, ebenfalls geraspelt · 1 Handvoll Kirschtomaten, halbiert

Für das Dressing:
Saft einer Zitrone, frisch gepresst · 2 EL Olivenöl · frischer Oregano · Himalaya- oder Steinsalzsole · schwarzer Pfeffer

Apfel-Feige-Gartensalat

▶ **Für 1 Portion**
🕑 **15 Min.**

Für den Salat:
4 Handvoll Salatblattmix (Eichblatt, Frisée, Lollo Rosso, Feldsalat) · 1 süßer Apfel, in kleine Würfel geschnitten

Für das Dressing:
Saft einer Zitrone, frisch gepresst · 2–3 Feigen, geviertelt · Himalaya- oder Steinsalz · schwarzer Pfeffer, frisch gemahlen · Hornveilchen und essbare Blüten zum Darüberstreuen

Eichblattsalat mit Birnen und Walnüssen

▶ **Für 1 Portion**
🕑 **15 Min.**

Für den Salat:
4 Handvoll Eichblattsalat, gelesen · 3 reife Birnen, in Würfel geschnitten

Für das Dressing:
Saft einer Zitrone, frisch gepresst · 2 EL Olivenöl · Himalaya- oder Steinsalz · schwarzer Pfeffer, frisch gemahlen · Walnüsse zum Darübergeben

Eichblattsalat mit Birnen und Walnüssen ▶

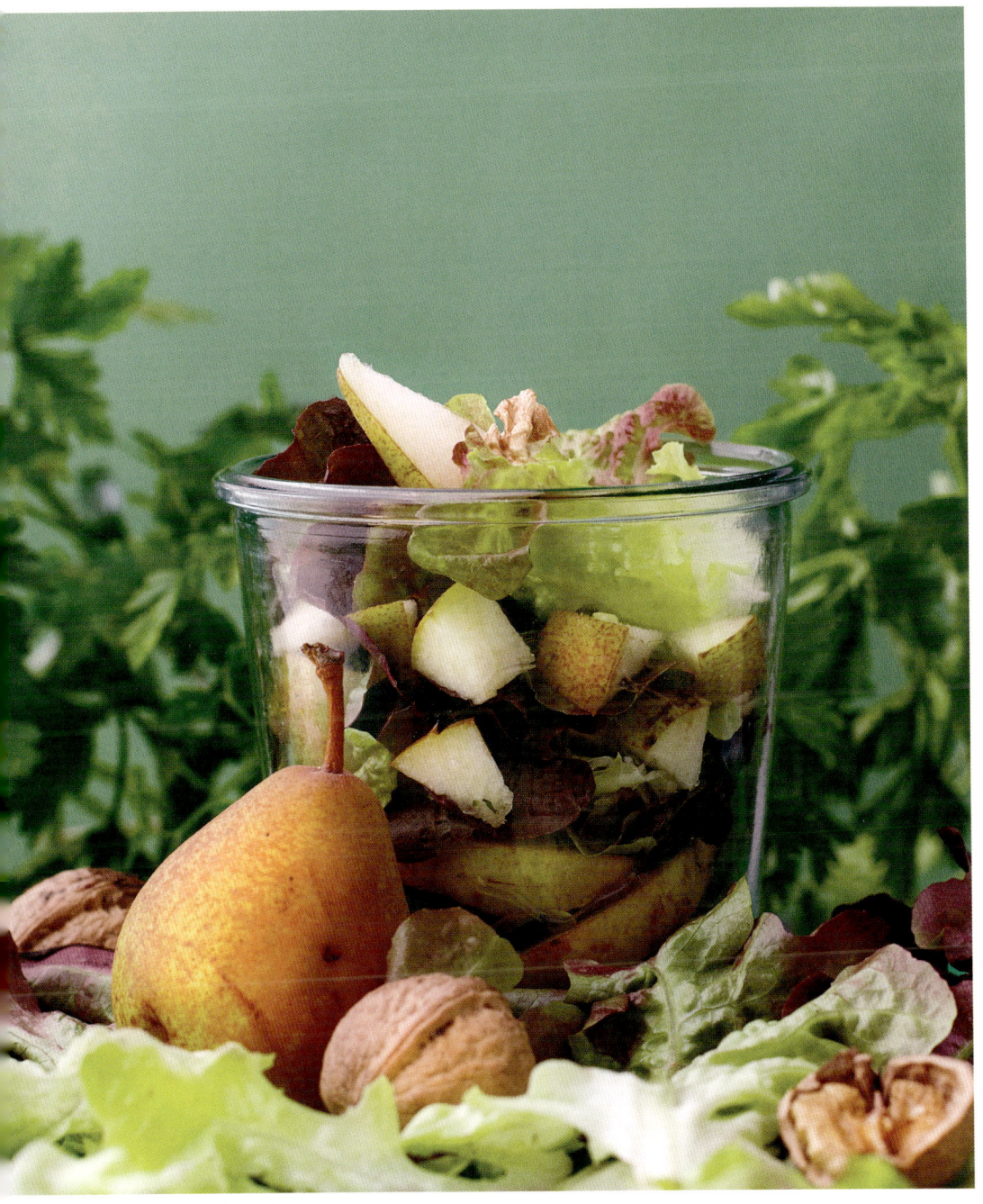

Blattsalat mit Pilzen und Petersilie

▶ **Für 1 Portion**
🕐 **15 Min.**

Für den Salat:
4 Handvoll Blattsalat (Lollo Rosso, Eichblatt, Feldsalat) · 1 große Tomate, in Würfel geschnitten · 2 Handvoll Pilze (Steinpilze, Champignons, Pfifferlinge, Austernpilze, Seitling), in Scheiben geschnitten · ½ Bund Petersilie, gehackt

Für das Dressing:
Saft von ½ Zitrone, frisch gepresst · 2 EL Olivenöl · ein Spritzer Balsamico · Himalaya- oder Steinsalz · schwarzer Pfeffer

Wildkraut-Postelein mit Brombeere, Gurke und Honigmelone

▶ **Für 1 Portion**
🕐 **15 Min.**

Für den Salat:
2–3 Handvoll Wildkräutermix (Giersch, Vogelmiere, Löwenzahn, Gänseblümchen) · 2 Handvoll Postelein · 2–3 Handvoll Brombeeren (oder Heidel- oder Blaubeeren) · ½ Landgurke, in Würfel geschnitten

Für das Dressing:
½ Honigmelone, püriert · Saft einer Zitrone · 2 EL Öl · Himalaya- oder Steinsalz · schwarzer Pfeffer

Zitronige Zucchini mit würziger Tomatensoße

- Zucchini in Zitronensaft marinieren. Tomaten mit getrockneten Tomaten, Olivenöl und Chili fein oder grob pürieren. Mit Salz und Pfeffer abschmecken.
- Auf die Zucchini geben und mit Kerbel und Zedernüssen bestreuen.

Tipp

Ein gehaltvolleres Dressing lässt sich ebenfalls ganz leicht zubereiten: Geben Sie hierfür etwas Olivenöl sowie Balsamico-Essig oder Zitronensaft mit Salz und Pfeffer in den Mixer und dicken diese Mischung mit Obst und Gemüse an. Besonders geeignet sind: Avocados, Äpfel, Birnen, Orangen (mit der weißen Schicht), Trauben, Melonen, Pfirsiche, Paprika, Tomaten – seien Sie erfinderisch!

▶ Für 1 Portion
🕐 15 Min.
Für den Salat:
3 mittelgroße Zucchini, geraspelt · Saft von 2 Zitronen, frisch gepresst · 1 Handvoll süße Kirschtomaten · 5 Stückchen getrocknete Tomaten, in Wasser eingeweicht
Für das Dressing:
2 EL Olivenöl · 1 Handvoll Zedernüsse (zum Beispiel der Marke Flores Farm) · 1 Stückchen Chili, gehackt · Kerbel · Himalaya- oder Steinsalz · schwarzer Pfeffer

Green Gazpacho

► **Für 1 Portion**
🕐 **20 Min.**

3–4 aromatische Tomaten · 3 Grünkohlblätter ·
½ Salatgurke · ½ Paprika · 1 Stange Staudensellerie · 1 Avocado ·
2 EL Kokosmus oder -öl ·
1 kleiner Bund Basilikum · Saft von ½ Zitrone ·
Pfeffer · Himalaya- oder Steinsalzsole · Paprikastreifen zum Garnieren

■ Alle Zutaten klein schneiden und mit einer Tasse gefiltertem Wasser im Mixer für ca. 1 Minute pürieren, bis die gewünschte Konsistenz und Wärme erreicht ist. Je weniger Wasser Sie nehmen, umso breiartiger ist das Ergebnis. Wenn Sie die Suppe löffeln, haben Sie nicht nur länger etwas davon, Sie haben auch das Gefühl, eine Mahlzeit zu sich zu nehmen.

■ Wenn Sie Ihre Suppe lieber warm genießen möchten, lassen Sie den Mixer etwas länger laufen, um das Mixgut zu erwärmen oder nehmen Sie warmes Wasser zur Zubereitung. Achten Sie auf die Temperatur, um die wertvollen Inhaltsstoffe nicht zu zerstören – nicht über 42 °C – und alles wird gut!

WISSEN

Zubereitung von Suppen

Anhand der »Green Gazpacho« können Sie sehen, wie die Suppen in diesem Buch zubereitet werden. Zur Dekoration eignen sich alle Kräuter, geschnittene Früchte und ganz besonders essbare Blüten wie Kapuzinerkresse, Veilchen, Stiefmütterchen, Gänseblümchen, Zucchini- und Kürbisblüten, Holunderblüten, Ringelblumen etc.

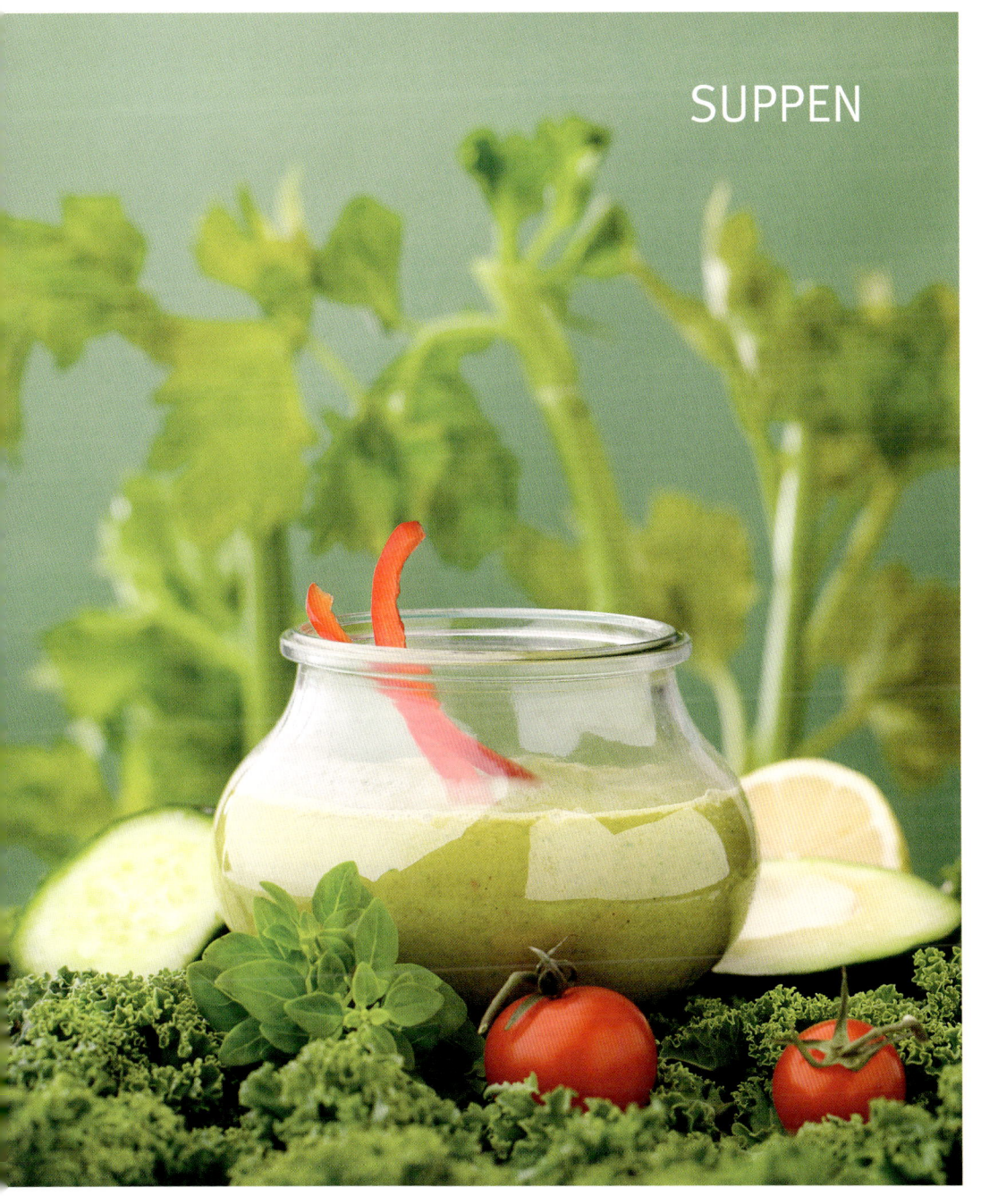

Gurken-Honig-melonen-Suppe

▶ **Für 1 Portion**
🕑 **20 Min.**

½ Gurke · ½ reife Honigmelone · 1 Avo-cado · 2 große EL Kokosmus oder -öl · Limettenzeste · wahlweise Basilikum oder Minze · Vanille · Pfeffer · Himalaya- oder Steinsalzsole · Rosenblätter zum Garnieren

Superleckere Brennnessel-Suppe

▶ **Für 1 Portion**
🕑 **20 Min.**

2 Handvoll Brennnessel · 1 kleine reife Mango · ½ reife Cantaloupe-Melone · 2 EL Kokosmus oder -öl · Saft einer Zitrone · Pfeffer · Himalaya- oder Steinsalz-sole · Veilchen zum Garnieren

Blaubeer-Möhren-grün-Suppe

▶ **Für 1 Portion**
🕑 **20 Min.**

1 Handvoll Spinat · 1 Handvoll Möhren-grün · 3 Handvoll Blaubeeren · ½ Ba-nane · ½ Bund frische Petersilie · 2 EL Kokosmus oder -öl · Saft einer Zitrone · Himalaya- oder Steinsalzsole · Kapuzi-nerkresseblüten zum Garnieren

Koriander-Curry-Kokos-Suppe

▶ **Für 1 Portion**
🕑 **20 Min.**

1 Pagoden-Kokosnuss (Fleisch und Wasser) · ⅓ Ananas · ½ Banane · ½ Bund frischer Koriander · 1 kleines Stück Ingwer · 1 Stange Zitronengras · Currypulver · Vanille · Pfeffer · Himalaya- oder Steinsalzsole · Zucchiniblüten zum Garnieren

Koriander-Curry-Kokos-Suppe ▶

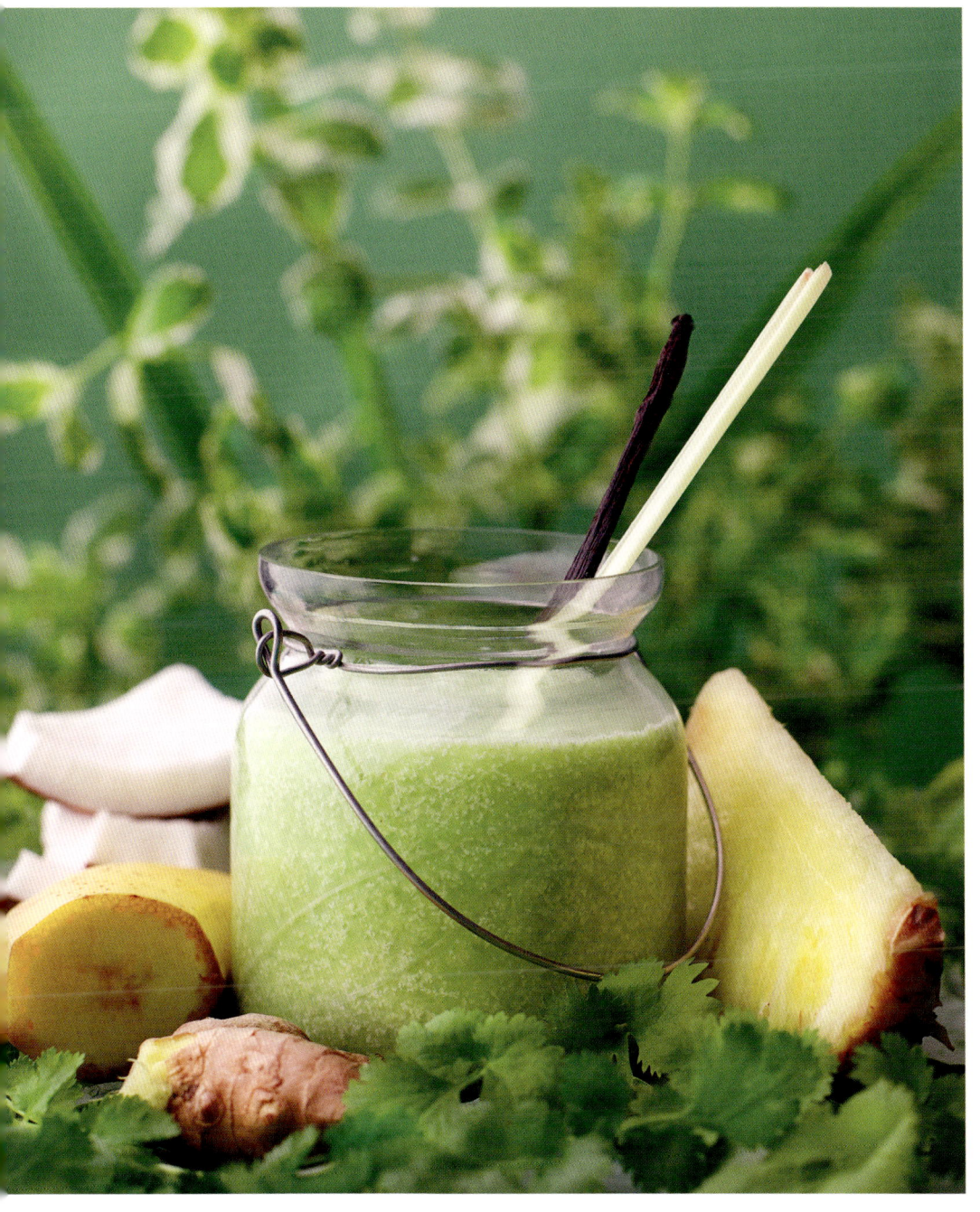

Portulak-Gurken-Suppe

▶ **Für 1 Portion**
🕐 **20 Min.**

2 Handvoll Portulak · 1 Zucchini · 1 Avocado · ½ Gurke · 2 EL Kokosmus oder
-öl · Saft einer Limette · Pfeffer · Himala-
ya- oder Steinsalzsole · Gänseblümchen
zum Darüberstreuen

Löwenzahn-Birnen-Suppe

▶ **Für 1 Portion**
🕐 **20 Min.**

2 Handvoll junge Löwenzahnblätter ·
2 Stangen Staudensellerie · 1 große
Zucchini · 2 reife Birnen · 1 Stück
Ingwer · 2 EL Kokosmus oder-öl · Saft
von ½ Zitrone · Pfeffer · Himalaya- oder
Steinsalzsole

Spinatsuppe

▶ **Für 1 Portion**
🕐 **20 Min.**

2 Handvoll Spinat · 2 rote Paprika ·
1 Bund Petersilie · 1 Avocado · 2 EL
Kokosmus oder -öl · Saft von ½ Zitrone ·
Pfeffer · Himalaya- oder Steinsalzsole ·
Basilikum zum Garnieren

Mango-Grünkohl-Kokos-Suppe

▶ **Für 1 Portion**
🕐 **20 Min.**

1 Pagoden-Kokosnuss · 2 Handvoll
Grünkohl · 1 Avocado · 1 Mango ·
½ Bund frische Petersilie · Pfeffer ·
Himalaya- oder Steinsalzsole

Feldsalat-Feigen-Suppe

▶ **Für 1 Portion**
🕐 **20 Min.**

2 große Handvoll Feldsalat · 1 Zucchini ·
2 gelbe Paprika · 2 frische Feigen · Chili
oder Pfeffer · Himalaya- oder Steinsalzsole · Chili zum Garnieren

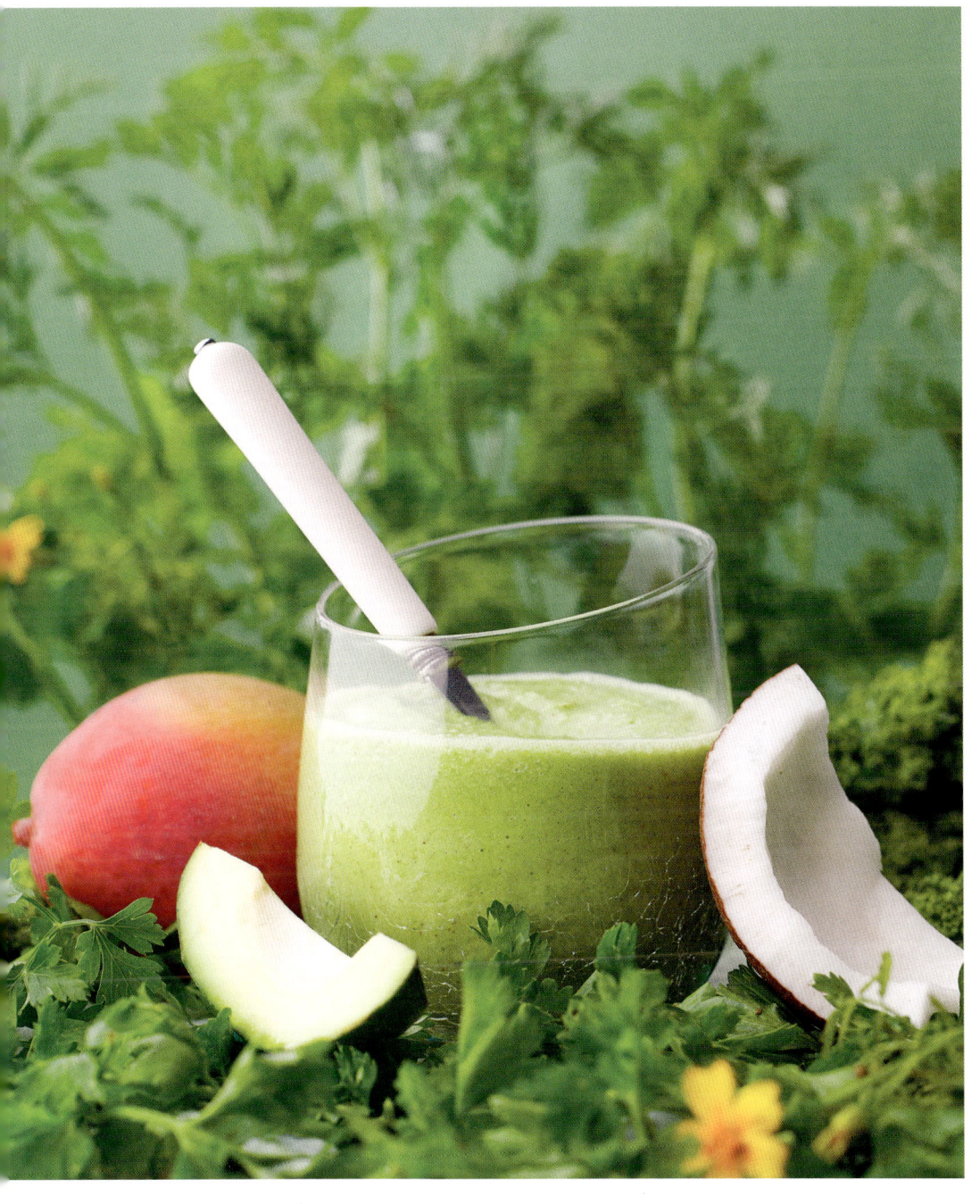

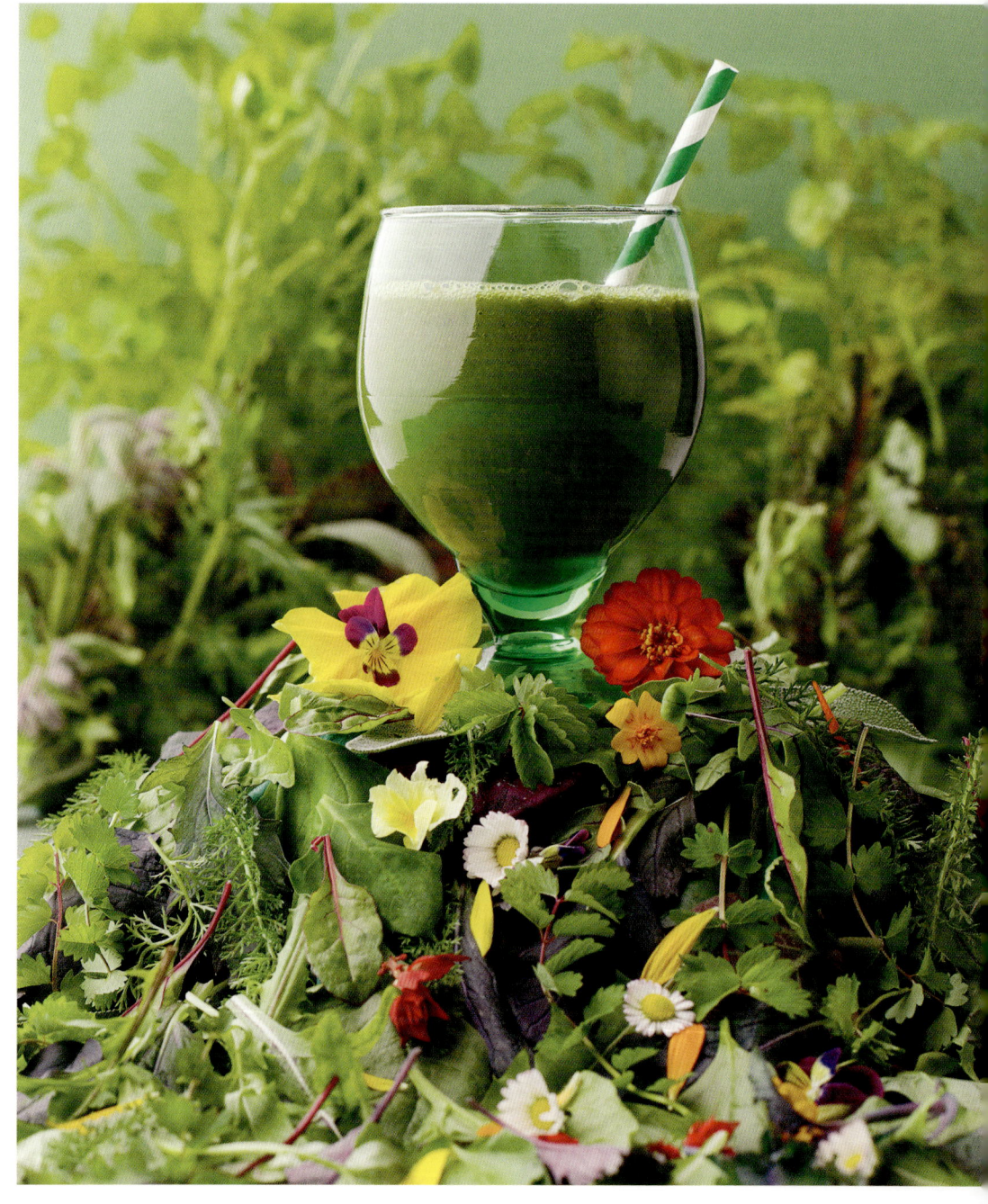

Und wie geht's weiter?

Na, sind Sie auf den Geschmack gekommen? Dann schauen Sie doch mal, wie Sie Ihre liebsten Detox-Rituale in den normalen Alltag bekommen.

Geschafft!

Herzlichen Glückwunsch – Sie haben erfolgreiche sieben grüne Tage verbracht und Ihrem Körper wertvolle Nährstoffe in leicht verwertbarer Form zugeführt. Ihre Energie ist auf einem nie zuvor erfahrenen Level und Sie fühlen sich frisch und motiviert.

Stephanie Katharina Mehring

Sie haben Kraft in Form von essenziellen Aminosäuren, Chlorophyll, Vitaminen, Mineralstoffen und Spurenelementen getankt und freie Radikale in Ihrem Körper reduziert. Damit haben Sie einen großen Schritt in Richtung Gesunderhaltung getan, denn diese freien Radikale sind für degenerative Prozesse, Alterung und Krankheiten verantwortlich. Darüber hinaus haben Sie eine Woche lang basische Lebensmittel zu sich genommen und Ihren Säureüberschuss, der durch Stress und eine unausgewogene Ernährungsweise entstehen kann, reduziert. Ein ausbalancierter Stoffwechsel ist der Schlüssel bei der Vorbeugung von sogenannten Zivilisationskrankheiten wie Krebs, Alzheimer, Diabetis mellitus, Arteriosklerose und auch stressbedingtem Burn-out.

Sie haben Ihre Selbstheilungskräfte durch die vermehrte Zufuhr von Mikronährstoffen unterstützt und belastende Giftstoffe mithilfe grüner Smoothies und Rohkostgerichten ausgeleitet. Durch diese Reinigung fängt Ihr Körper nun an, sich selbst zu heilen: Er baut aus den zugeführten Rohstoffen neue Zellen auf. Schwermetalle, die sich durch Umweltbelastung und Nahrung im Laufe der Zeit im Körper angesammelt haben, werden ausgeleitet. Schleimhäute, Darm, die inneren Organe und Haut – alles in Ihrem Körper ist gut versorgt und bei Ihnen sollten sich Glücksgefühle eingestellt haben.

Sie sind einen entscheidenden Schritt hin zu einer gesünderen Ernährung gegangen und das mit einfachen Mitteln und ohne großen Aufwand. Auch wenn Sie sich vielleicht nicht weiterhin nur von grünen Smoothies, Salaten und Rohkostgerichten ernähren wollen, können Sie diese immer wieder leicht in Ihren Ernährungsalltag integrieren. Sicher gab es etwas, das Sie in der letzten Woche besonders lieb gewonnen haben – »überführen« Sie es doch in den normalen Alltag! Ein grüner Smoothie ist zum Beispiel der ideale Start in den Tag und ein tolles Frühstück. Ein großer und bunter Salatteller zum Mittagessen gibt Ihnen Energie für den Nachmittag, statt Sie in ein Leistungstief fallen zu lassen. Oder vielleicht war es die leichte Suppe am Abend, die Ihnen besonders gut tat? Leichte Gerichte am Abend fördern den Schlaf und somit Ihre Erholung und Regeneration – vielleicht mögen Sie das in Zukunft an festen Tagen in der Woche berücksichtigen? Natürlich müssen Sie ab jetzt nicht immer alles roh essen. Wenn Sie mögen, genießen Sie Ihre Speisen frisch und ungekocht. Wenn sie Lust auf warme Gerichte haben, versuchen Sie auf eine schonende Erwärmung zu achten. Mein Tipp: Essen Sie tagsüber roh – und abends warm. Ihr Körper wird sich freuen!

Seitdem ich selbst auf grüne Smoothies und Rohkost umgestiegen bin, weiß ich erst, was gesunde, dem Körper und der Seele wohltuende Ernährung wirklich ist. Um sich rundum gesund und glücklich zu fühlen, muss die Basis stimmen. Vor drei Jahren fing ich mit den grünen Smoothies an, nach und nach kam im-

mer mehr Rohkost dazu. Heute lebe ich tagsüber vorwiegend von Rohkost und am Abend esse ich entweder etwas Warmes oder einen großen, üppigen Salat, wie die Salatrezepte zeigen. Allerdings bin ich kein Veganer. Neben meiner täglichen Portion Kokosmus esse ich auch Rohmilchkäse, -sahne und -butter sowie rohe Eier. Und darauf möchte ich nicht verzichten, denn ich habe an meinem eigenen Körper gemerkt, wie nährend und wichtig einige wenige, sehr gute tierische Produkte in meiner Ernährung für meine Gesundheit sind. Mein Highlight ist und bleibt aber der morgendliche grüne Smoothie. Und so geht es übrigens allen, die ihn trinken. Er schmeckt nicht nur absolut fantastisch und gibt Energie – er reguliert den Körper nachhaltig von innen, indem er die körpereigene Intelligenz fördert. Je mehr grüne Smoothies Sie zu sich nehmen, umso mehr wird Ihnen der Appetit auf Ungesundes vergehen und Sie werden so ganz natürlich zu den Dingen greifen, die Ihnen gut tun. Wenn Sie demnächst an einer grünen Wiese vorbeifahren oder an üppige, grüne Weiden denken, wird Ihnen das Wasser im Mund zusammenlaufen. Und Ihre Sinne werden es Ihnen danken. Ich bin jetzt 35 und konnte noch nie so gut sehen! Und vor allem: Erst seitdem viel Blattgrün täglicher Bestandteil meiner Ernährung ist, haben sich meine Geschmacksknospen so weit entwickelt, dass ich nicht nur anders und viel intensiver schmecke, sondern sogar mit geschlossen Augen die Nahrung am Geschmack erkennen kann. Ich finde das sensationell! Probieren Sie es aus und lassen Sie sich überraschen, was Ihr Körper noch für verborgene Schätze hervorbringen kann!

Franziska Schmid

Als ich selbst meine ersten Erfahrungen mit grünen Smoothies und Rohkost gemacht habe, konnte ich nicht glauben, wie gut und voller Energie ich mich damit gefühlt habe. Seitdem versuche ich, den Rohkostanteil in meiner Ernährung so hoch wie möglich zu halten – ohne einen grünen Smoothie möchte ich zum Beispiel meinen Tag gar nicht erst starten. Meine Geschmacksnerven sind mit der Zeit sehr viel sensibler für einzelne Geschmacksrichtungen geworden und mein Heißhunger auf Süßigkeiten ist verschwunden. Süßes gibt es dennoch auch weiterhin bei mir, aber in gesunder und bekömmlicher Form: frische Nussmilch, am liebsten mit Cashew- oder Macadamia-Nüssen, ergibt mit Bananen, Vanille und Medjool-Datteln gemixt ein herrliches Getränk. Pudding mit Chia-Samen und Obst ist ein toller Nachtisch, und auch Rohkostschokolade gönne ich mir gerne ab und zu.

Bevor ich grüne Smoothies und Rohkost für mich entdeckt habe, lebte ich zunächst viele Jahre vegetarisch – von einem Tag auf den anderen hatte ich in meiner Schulzeit beschlossen, kein Fleisch mehr zu essen. Fisch mochte ich ohnehin noch nie und so lebte ich fortan glücklich und ohne Tiere auf dem Teller. Viele Jahre später – ich arbeitete zu der Zeit über 60 Stunden pro Woche in einer Kommunikationsagentur – fand ich mich in einer ungewohnten Situation wieder: ich war ausgebrannt und unglücklich. Ich fing an, in meiner raren Freizeit immer mehr über Umweltschutz und eine grüne Lebensweise zu lesen und stieß dabei auf ein Buch über Veganismus. Meine Reaktion darauf war spontan und ohne jegliches Zögern: So möchte ich leben. Mein darauffolgender Lebensmitteleinkauf war vegan und seitdem habe ich nicht zurückgeblickt. Schon immer war mir die Natur und unsere Umwelt wichtig – mit einer veganen Lebensweise kann ich Tag für Tag aktiv etwas zu deren Schutz beitragen, ist doch die Tierhaltung (egal ob für Fleisch, Milchprodukte oder Eier) eines unserer größten Umweltprobleme.

Es dauerte eine Weile, bis ich mich mit neuen Zutaten und Inhaltsstoffen von Nahrungsmitteln vertraut gemacht hatte – wie bei jedem Neuanfang ist etwas

Zeit und Geduld notwendig. Das Lesen von Zutatenlisten mag zwar zunächst aufwendig erscheinen, hat aber viel Gutes: sind Inhaltsstoffe enthalten, die man nicht aussprechen kann, möchte man das Produkt lieber nicht essen.

Meine Veränderung war phänomenal: Durch das Weglassen von tierlichen Produkten fühlte ich mich leicht – besonders die fehlenden Milchprodukte entlasteten mein Verdauungssystem deutlich und spürbar. Meine Haut wurde reiner, ich verlor ohne was dafür zu tun an Gewicht, fühlte mich ausgeglichen und nicht zuletzt auf einen Schlag wieder glücklich. Ich war selbst erstaunt darüber, welche positive Wirkung die Änderung meiner Ernährungsweise nach sich zog. Aber nicht nur mein Wohlbefinden hat sich verbessert, auch

Beschwerden, die schon immer zu mir gehörten, waren auf einmal verschwunden: meine Allergien und Heuschnupfen sowie Menstruationsbeschwerden gehören der Vergangenheit an.

Einige Jahre später versetzte mich die Wirkung von grünen Smoothies und Rohkost erneut in Erstaunen und begeistert mich bis heute immer wieder aufs Neue. Schon so oft haben wir die Weisheit »Du bist, was du isst« gehört, so richtig verstanden habe ich sie aber erst in den letzten Jahren. Für mich ist die Wirkung von frischen, unbehandelten und natürlichen Lebensmitteln auf unsere Gesundheit und unser Wohlbefinden eines der faszinierendsten und spannendsten Themen, die es gibt. Unser Kühl- und Vorratsschrank ist und bleibt eben die beste Apotheke.

»7 Tage grün« – was ist passiert?

In den letzten sieben Tagen hat sich einiges bei Ihnen getan. Man wird Ihnen ansehen, dass Sie Ihrem Körper eine große Ladung wichtiger Nährstoffe zugeführt haben und, salopp gesagt, bis unter den Scheitel vor Vitalstoffen strotzen. Aber sicher haben Sie auch noch ganz andere Beobachtungen gemacht:

- Die Lust auf frische und gesunde Mahlzeiten ist gestiegen.
- Sie haben kaum Hunger – das liegt am hohen Nährstoffgehalt roher Gerichte.
- Sie haben so gut wie keinen Hausmüll produziert, dafür jede Menge Kompost – der Konsum von Obst und Gemüse ist nicht nur gut für die eige-

ne Gesundheit, sondern auch für die Umwelt.
- Sie bekommen Komplimente für Ihr strahlendes und gesundes Aussehen.
- Blähungen und Verdauungsprobleme sind plötzlich verschwunden.
- Ihre Haut ist klar, Unreinheiten und Ausschläge sind verschwunden.
- Sie fühlen sich ausgeglichen, entspannt und im Einklang mit sich selbst.
- Sie wachen morgens ausgeschlafen auf und fühlen sich fit.

- Auch Ihre Familie ist von den grünen Power-Getränken begeistert und experimentiert gerne mit verschiedenen Zutaten.

Ganz schön klasse, was so eine grüne Woche mit überschaubarem Aufwand bewirken kann, oder? Sicher sind Sie nun motiviert, auch in Ihren normalen Alltag ein wenig mehr Grün zu bringen und neue Angewohnheiten aus »7 Tage grün« beizubehalten?

... und was kommt nun?

Wenn Sie auch weiterhin grün durch Ihren Alltag gehen wollen, haben wir hier ein paar Tipps für Sie:
- Beginnen Sie den Tag mit grünen Smoothies statt Kaffee.
- Legen Sie regelmäßig zwischendurch einen Detox-Tag ein, an dem Sie nur grüne Smoothies trinken.
- Statt eines einzelnen Tages können Sie auch ein grünes Wochenende mit Smoothies, Salaten und Suppen aus diesem Buch einlegen – regelmäßige Entgiftung sorgt für eine lang anhaltende Gesundheit und Vitalität Ihres Körpers.
- Tierische Nahrungsmittel wie Milchprodukte, Käse, Eier, Fleisch und Fisch belasten den menschlichen Organis-

mus unnötig – wenn Sie nicht ganz darauf verzichten wollen, reduzieren Sie die Menge, die Sie davon konsumieren und vor allem steigen Sie auf rohe tierische Produkte um.
- Greifen Sie nicht zu Fertigprodukten, sondern bereiten Sie so viele Mahlzeiten wie möglich frisch zu. Integrieren Sie Chia-Samen, Süßkartoffeln und Quinoa in Ihren Speiseplan – in ihnen steckt viel Power.

Wir freuen uns, dass wir Sie sieben Tage lang begleiten durften, wünschen Ihnen weiterhin so viel Grün wie möglich in Ihrem Ernährungsalltag und hoffen, dass auch Sie begeisterte Anhänger von grünen Smoothies geworden sind.

Service

Hier finden Sie mehr Informationen zu grünen Smoothies, Rohkost sowie Online Shops mit rohköstlichen Lebensmitteln, Superfoods und Hochleistungsmixer:

www.gruenesmoothies.de

www.pureraw.de

www.wildkraeuterfuehrungen.de

www.befreite-ernaehrung.de

www.germanygoesraw.de

www.mundraub.org

www.rohvolution.de

www.rawloveberlin.com

www.wildkräuterwelten.de

Register

Rezept-
verzeichnis

**Bibliografische Information
der Deutschen Nationalbibliothek**
Die Deutsche Nationalbibliothek verzeichnet diese Publi-
kation in der Deutschen Nationalbibliografie; detaillierte
bibliografische Daten sind im Internet
über http://dnb.d-nb.de abrufbar.

Programmplanung: Uta Spieldiener
Redaktion: Kerstin Mendler
Bildredaktion: Christoph Frick
Umschlaggestaltung und Layout:
CYCLUS Visuelle Kommunikation, Stuttgart

Bildnachweis:
Umschlagmotiv: Meike Bergmann, Berlin
Innenteil: Meike Bergmann, Berlin

Foodstyling und Produktion:
Meike Bergmann, Katja Zimmermann

1. Auflage

© 2014 TRIAS Verlag in
MVS Medizinverlage Stuttgart GmbH & Co. KG
Oswald-Hesse-Straße 50, 70469 Stuttgart

Printed in Germany

Satz und Repro: Fotosatz Buck, Kumhausen
gesetzt in : Adobe InDesign CS5
Druck: AZ Druck und Datentechnik GmbH, Kempten

Gedruckt auf chlorfrei gebleichtem Papier

ISBN 978-3-8304-6965-0   1 2 3 4 5 6

Auch erhältlich als E-Book:
eISBN (PDF)   978-3-8304-6966-7
eISBN (ePub) 978-3-8304-6967-4

Besuchen Sie uns auf facebook!
**www.facebook.com/
gesundeernaehrungtrias**

SERVICE

Liebe Leserin, lieber Leser,

hat Ihnen dieses Buch weitergeholfen? Für Anregungen, Kritik, aber auch für Lob
sind wir offen. So können wir in Zukunft noch besser auf Ihre Wünsche eingehen.
Schreiben Sie uns, denn Ihre Meinung zählt!

Ihr TRIAS Verlag
E-Mail-Leserservice: heike.schmid@medizinverlage.de
Lektorat TRIAS Verlag, Postfach 30 05 04, 70445 Stuttgart, Fax: 0711 89 31-748